LA **FILOSOFÍA** DEL **BIENESTAR**

Discovery Publisher

Título original: The Philosophy of Physical Wellbeing
2014, Discovery Publisher

Para la edición española:
©2015, Discovery Publisher
Todos los derechos están reservados

Autor : Yogi Ramacharaka
Translator : Pedro José Barrios Rodríguez
Editor : Juan José Andrés
Editor en Jefe : Adriano Lucca

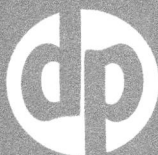

616 Corporate Way
Valley Cottage, New York, 10989
www.discoverypublisher.com
edition@discoverypublisher.com
facebook.com/discoverypublisher
twitter.com/discoverypb

New York • Paris • Dublin • Tokyo • Hong Kong

TABLA DE CONTENIDOS

LA **FILOSOFÍA** DEL **BIENESTAR**

ESTE LIBRO ESTÁ DEDICADO RESPETUOSAMENTE
A LOS HOMBRES Y MUJERES SANOS

Ellos y ellas han hecho ciertas cosas —consciente o inconscientemente— para pasar de la infancia a una madurez sana, normal. Y si vosotros (que quizás no estéis tan sanos) hacéis lo mismo, no hay razón para que no consigáis la misma salud que ellos poseen. Con este libro intentamos contaros lo que hicieron esos hombres y mujeres para conseguir esa salud de la que hoy día disfrutan.

LEEDLO Y, DESPUÉS, LLEGAD HASTA DONDE PODÁIS

Si dudáis de la veracidad de estas líneas, observad a un hombre o una mujer sana de cerca y comprobad si no lleva a cabo lo que os exponemos en este libro, y si tienen pendiente evitar lo que os pedimos que evitéis. Tenemos intención de someter nuestras enseñanzas a este arduo examen: ponerlo en práctica.

LA **FILOSOFÍA** DEL **BIENESTAR**

Capítulo 1
¿Qué es la Filosofía del Bienestar?

Esta ciencia ancestral se encuentra dividida en varias ramas; entre las más conocidas —son las principales divisiones— están el Hatha-Yoga, el Raja-Yoga, el Karma-Yoga y el Gnani-Yoga. Este libro está dedicado únicamente a la primera rama, y no es nuestra intención describir las demás esta vez, aunque sí hablaremos sobre estas tres grandes ramas del yoga en escritos ulteriores.

El Hatha-Yoga es la rama de la Filosofía del Bienestar que se centra en el estudio del cuerpo físico —su cuidado, su bienestar, su salud, su fuerza— y de todo aquello que permite mantenerlo en su estado natural y normal de salud. Enseña un modo de vida natural y recoge el lema que ha sido utilizado por muchos en el mundo Occidental: «Regresemos a la Naturaleza», con la excepción de que el yogui no tiene que regresar, porque ya se encuentra en ella, porque siempre ha estado en estrecho contacto con la naturaleza y sus manifestaciones, y la carrera desenfrenada por las apariencias que ha hecho que las razas civilizadas modernas olviden que existe la naturaleza nunca lo ha cegado ni perturbado. Las modas y ambiciones sociales no han alcanzado la conciencia del yogui —se ríe de esas cosas y las considera como las pretensiones de un juego infantil—, no se ha separado del regazo de la naturaleza, sino que continúa abrazándose firmemente a la madre que siempre le ha dado alimento, calor y protección. El Hatha-Yoga es, primeramente, naturaleza; en segundo lugar, naturaleza; y en tercer lugar, NATURALEZA. Cuando estéis enfrentados a la elección de un método, un plan, una teoría..., aplicadles esta piedra de toque: ¿cuál es el camino natural?; después escoged siempre aquello que parezca ser más conforme a la naturaleza. Este es un buen sistema que los estudiantes pueden seguir cuando su atención esté centrada en las muchas teorías, «modas», ideas, métodos y planes referidos a la salud que han inundado el mundo Occidental.

Por ejemplo, si se les pide que crean que corren el peligro de perder su «magnetismo» al entrar en contacto con la tierra y se les aconseja que calcen suelas de goma y tacones en sus zapatos, así como dormir en camas con patas de vidrio, para evitar que la naturaleza (la madre Tierra) les extraiga el magnetismo que ella misma les ha dado, que los estudiantes se pregunten: ¿qué tiene que decir la Naturaleza al respecto? Así, para descubrir qué dice la Naturaleza, que los estudiantes comprueben si el llevar suelas de goma y el colocar patas de vidrio a las camas forman parte de los planes de la Naturaleza; que comprueben si los individuos de gran magnetismo, llenos de vitalidad, hacen esas cosas —incluso si las razas más fuertes del mundo lo han hecho—; que comprueben si se debilitan al tumbarse sobre el césped, o si el impulso natural del ser humano no es dejarse caer sobre el regazo de su madre, la Tierra, dejarse caer sobre un montículo de hierba; que comprueben si el impulso natural de la infancia no es correr descalzo, si el desprenderse de los zapatos (del tipo que sean) y caminar descalzo no refresca los pies; que comprueben si las botas de goma son especialmente conductoras del «magnetismo» y la vitalidad, etc. Ponemos estos ejemplos meramente como ilustración, pues no es nuestra intención perder tiempo discutiendo sobre las ventajas o desventajas de las suelas de goma y las patas de vidrio como conservadores del magnetismo. El ser humano aprenderá de una pequeña observación de todas las respuestas de la Naturaleza que recibe gran parte de su magnetismo de esta; que la tierra es una batería cargada, siempre dispuesta y ansiosa por transmitir su fuerza al ser humano, y que no debemos temer que se encuentre ansiosa y sea capaz de extraer el magnetismo que se halla en el ser humano, su hijo, para suplir su carencia de energía. Lo próximo que enseñarán algunos de los profetas de estos últimos días es que el aire extrae el Prana[*] de la gente, en lugar de dárselo.

De esta forma, evaluad todas las teorías de este tipo —incluso las nuestras— mediante la aplicación del examen natural, y si no se ajustan a la Naturaleza, rechazadlas (esta es una regla segura). La Naturaleza sabe lo que hace: es vuestra amiga, no vuestra enemiga.

* 1. N.d.T. Literalmente, 'aire inspirado'.

Ha habido muchos y muy valiosos trabajos escritos sobre las otras ramas de la Filosofía del Bienestar; pero la mayoría de los autores de yoga se ha limitado a tratar la cuestión del Hatha-Yoga con una breve referencia. Esto se debe en gran parte al hecho de que en la India exista una multitud de mendigos ignorantes pertenecientes a las clases más bajas de faquires, que se hacen pasar por hatha-yoguis, pero que no tienen la más mínima idea de los principios subyacentes de esta rama del yoga. Esa gente se conforma con obtener el control sobre algunos de los movimientos musculares involuntarios (algo posible para todo aquel que le dedique el tiempo y el interés necesarios), adquiriendo así la habilidad de realizar algunos «trucos» increíbles que exhiben para divertir (o desagradar) a los turistas Occidentales. Algunas de sus hazañas son maravillosas cuando se observan desde el punto de vista de la curiosidad, y los artistas serían dignos candidatos a un puesto asalariado en los «museos de poca monta» de América, aunque en realidad sus hazañas sean muy similares a las que algunos «magos» Occidentales han llevado a cabo. Podemos ver que estos personajes exhiben con orgullo los trucos y las habilidades que han adquirido, como la habilidad de invertir la acción peristáltica de los intestinos, el vientre y el esófago para ofrecer la desagradable exhibición de una inversión total de las funciones normales de esas partes del cuerpo; de esta forma, los objetos que se introducen en el colon pueden ser transportados hacia arriba y expulsados por la garganta, gracias a la inversión de los músculos involuntarios. Desde un punto de vista médico, esto es más que interesante; pero para el profano es algo desagradable completamente impropio de un ser humano. Otras hazañas de estos supuestos hatha-yoguis son similares al ejemplo que acabamos de dar a regañadientes, y desconocemos si llevan a cabo algo que suponga un interés o beneficio mínimo para el hombre y la mujer que buscan mantener un cuerpo natural, normal y sano. Estos mendigos son parecidos a la clase de fanáticos en la India que asumen el título de «yogui» y se niegan a bañarse por razones religiosas; que se sientan con un brazo en alto hasta que se les atrofia; que dejan crecer sus uñas hasta que les perforan la piel; que conservan tal calma cuando están sentados que las aves construyen nidos sobre su cabeza; o que realizan trucos ridículos para hacerse pasar por «hombres santos» ante la multitud ignorante que, al darles para comer, considera que se está ganando una futura recompensa por sus acciones. Estos personajes son, o bien farsantes enormes, o bien fanáticos que se engañan a sí mismos, y son semejantes a ciertas clases de mendigos de las grandes ciudades de Europa y América que exhiben sus autolesiones y deformaciones falsas para sacar algunos céntimos a los transeúntes, quienes giran la cabeza y lanzan las monedas para que aquel ser desaparezca de su vista.

Estos personajes de los que acabamos de hablar son mirados con lástima por los yoguis de verdad, quienes consideran el Hatha-Yoga como una rama importante de su filosofía, pues proporciona al ser humano un cuerpo sano, un instrumento adecuado con el que trabajar, un templo apropiado para el Espíritu.

En este libro procuraremos mostrar los principios subyacentes del Hatha-Yoga de una forma simple y concisa: enseñando al yogui el plan de la vida física. También intentaremos daros la razón de cada plan. Pensamos que será necesario explicar primero en términos de la Fisiología Occidental las numerosas funciones del cuerpo, y después señalar los métodos y planes de la Naturaleza que uno debería seguir tanto como le sea posible. No se trata de un «libro de doctores»: no contiene nada sobre Medicina, y casi nada sobre la cura de enfermedades, salvo en los pasajes donde indicamos lo que se debería hacer para regresar a un estado natural. Su tónica es el ser humano sano, y su principal propósito es ayudar a las personas a adaptarse al estándar de ser humano normal. Pero creemos que aquello que ayuda a una persona a tener buena salud hará que una persona poco sana también la tenga, si lo pone en práctica. El Hatha-Yoga predica una manera de vivir la vida de forma saludable, natural y normal, que, si se sigue, beneficiará a cualquier persona. Se mantiene próximo a la Naturaleza y aboga por el retorno a los métodos naturales, en oposición a aquellos que han aparecido a nuestro alrededor como consecuencia de nuestra forma artificial de vivir.

Este libro es sencillo —muy sencillo—, de hecho, tan sencillo que es probable que muchos lo dejen de lado porque no contiene nada nuevo o inesperado. Quizás esperaban encontrar un magnífico recital sobre los lejanos y famosos trucos de los yoguis mendigos e instrucciones para aprender a realizar esos mismos trucos… Debemos decir a esos lectores que este libro no es de ese tipo : no os vamos a decir cómo adoptar setenta y cuatro tipos de postura, cómo hacer remontar servilletas a través de los intestinos con la intención de limpiarlos (contrastar esto con los planes de la Naturaleza), cómo detener el latido del corazón ni cómo realizar trucos con vuestros órganos internos. No encontraréis en este libro ni un ápice de este tipo de enseñanzas. Pero sí os diremos cómo ordenar a un órgano rebelde que vuelva a funcionar correctamente, y muchas más cosas acerca del control sobre una parte involuntaria que se ha ido de paseo ; pero hablaremos de todo esto con la intención de hacer del individuo un ser sano, no para hacer de él un « mono de feria ».

No hablaremos mucho sobre las enfermedades. Preferimos mantener vuestra mirada fija en el Hombre y la Mujer Sanos, y pediros que los observéis con atención para que veáis qué es lo que los hace sanos y los mantiene en ese estado ; posteriormente, centraremos vuestra atención en lo que hacen y en cómo lo hacen, y después, os invitaremos a que hagáis lo mismo si os gustaría ser como ellos. Esto es todo lo que intentaremos hacer, pero este « todo » se refiere a lo que podemos hacer por vosotros : el resto tendréis que hacerlo vosotros mismos.

En otros capítulos os contaremos por qué los yoguis cuidan su cuerpo, así como el principio subyacente del Hatha-Yoga : la creencia en la Inteligencia escondida tras toda Vida, la confianza en que el gran Principio Vital continúe su trabajo adecuadamente, la creencia en que resulta beneficioso para nuestro cuerpo el que confiemos en ese gran principio y permitamos que trabaje dentro y a través de nosotros. Leedlo y veréis lo que intentamos decir ; comprenderéis el mensaje que se nos ha encargado que os entreguemos. En respuesta a la pregunta que titula este capítulo os decimos : leed este libro hasta el final y comprenderéis un poco lo que realmente es el Hatha-Yoga. Para descubrir todo lo que es, poned en práctica los preceptos de este libro, y vuestro camino hacia ese conocimiento que tanto buscáis tendrá unos inicios realmente buenos.

Capítulo 2
El yogui y su respeto por el cuerpo físico

Para el observador normal, la Filosofía del Bienestar presenta la aparente contradicción de ser una enseñanza que mientras sostiene que el cuerpo físico es algo material, insignificante cuando se compara con los principios más elevados del ser humano, dedica al mismo tiempo mucha atención y cuidado a la hora de enseñar a sus estudiantes a mejorar, ejercitar, entrenar, alimentar y cuidar ese mismo cuerpo físico. De hecho, toda una rama de las enseñanzas yoguis, el Hatha-Yoga, se dedica al cuidado del cuerpo físico, y entra de lleno en detalles en lo que respecta a la instrucción de sus estudiantes en los principios de este entrenamiento y desarrollo físico.

Algunos Occidentales que han visitado Oriente y han comprobado el nivel de atención que los yoguis dedican a su cuerpo, así como el tiempo que invierten en esta tarea, han llegado a la conclusión de que la Filosofía del Bienestar es meramente una forma Oriental de gimnasia, quizás estudiada con mayor cuidado, pero sin nada «espiritual» en su sistema. Observando solo lo exterior no se aprende a mirar más allá de las apariencias.

Apenas necesitamos explicar a nuestros estudiantes la verdadera razón del cuidado que los yoguis profesan hacia el cuerpo, ni necesitamos disculparnos por la publicación de este libro cuyo fin es la instrucción de los estudiantes yoguis en el cuidado y el desarrollo científico del cuerpo físico.

Los yoguis creen, como sabemos, que el ser humano de verdad no es su cuerpo. Saben que el «yo» inmortal del que cada ser humano es consciente en mayor o menor grado no es el cuerpo que el «yo» simplemente ocupa y utiliza. Saben que el cuerpo no es sino una indumentaria que el Espíritu se pone y se quita de vez en cuando. Saben para qué sirve el cuerpo, y no se dejan engañar por la creencia de que el cuerpo es el ser humano de verdad. No obstante, al tiempo que son conscientes de todo ello, saben también que el cuerpo es el instrumento en el que y a través del que el Espíritu se manifiesta y trabaja. Saben que esta envoltura de carne es necesaria para la manifestación y el crecimiento del ser humano en esta particular fase de su evolución. Saben que el cuerpo es el Templo del Espíritu. Por tanto, creen que el cuidado y el desarrollo del cuerpo es una tarea tan digna como lo es el desarrollo de algunas de las partes más espirituales del ser humano, pues con un cuerpo físico falto de salud y desarrollado con imperfecciones, la mente no puede funcionar correctamente, ni su dueño, el Espíritu, puede utilizarla para sacarle el máximo partido.

Es cierto que el yogui va más allá de este punto, e insiste en que la mente debe ejercer un control perfecto sobre el cuerpo, que el instrumento sea afinado correctamente para que responda de manera idónea al tacto de su dueño. Pero el yogui sabe que el nivel más elevado de sensibilidad por parte del cuerpo se obtiene únicamente cuando este, el cuerpo, se cuida, se alimenta y se desarrolla como es debido. El cuerpo altamente entrenado debe, ante todo, ser un cuerpo fuerte y sano. Estas son las razones por las que el yogui se preocupa tanto por el cuidado de la parte física de su naturaleza; por la misma razón, el sistema Oriental de gimnasia forma parte de la ciencia yogui del Hatha-Yoga.

El entusiasta de la gimnasia Occidental desarrolla el cuerpo *por* el cuerpo, pensando a menudo que él es el cuerpo; pero el yogui lo desarrolla sabiendo que se trata de un instrumento que únicamente se puede perfeccionar con el objetivo de que sea utilizado para el proceso de crecimiento del Alma. El culturista se contenta con la repetición de movimientos mecánicos y ejercicios para desarrollar los músculos. El yogui, por su parte, utiliza su mente en esta tarea, y desarrolla no solo el músculo, sino cada órgano, célula y parte de su cuerpo; no solo lleva a cabo esto, sino que también obtiene control sobre cada parte de su cuerpo y adquiere el dominio tanto sobre los movimientos involuntarios como sobre los voluntarios, algo de lo que los culturistas apenas han oído hablar.

Confiamos en mostrar correctamente al estudiante Occidental las enseñanzas de los yoguis en lo que respecta a la perfección del cuerpo físico; estamos seguros de que aquel que las ponga en práctica con dedicación y cuidado será más que recompensado por su tiempo y molestia, y adquirirá el sentimiento de control sobre un cuerpo físico increíblemente desarrollado, del que se sentirá tan orgulloso como el violinista de un Stradivarius que responde casi de manera inteligente al tacto de su arco, o como el artesano de una herramienta perfecta que le permite crear las cosas más útiles y maravillosas del mundo.

Capítulo 3
El trabajo del arquitecto divino

La Filosofía del Bienestar enseña que Dios da a cada individuo una máquina física adaptada a sus necesidades; también le aporta los medios para mantenerla en correcto funcionamiento y para repararla en caso de que los descuidos la vuelvan ineficiente. Los yoguis reconocen que el cuerpo humano es la manufactura de una Inteligencia superior; consideran el organismo humano como una máquina en funcionamiento, cuya concepción es la manifestación de una gran sabiduría y esmero. Saben que el cuerpo *es* gracias a una Inteligencia superior, la cual continúa operando a través del cuerpo físico, y saben que el individuo mantendrá su salud y su fuerza si se conforma a la obra de la Ley Divina. También son conscientes de que la enfermedad y la falta de armonía afectan al ser humano que contraría esta ley. Creen que es ridículo pensar que esta Inteligencia superior huyó y abandonó el hermoso cuerpo humano a su suerte una vez que lo hubo creado, pues saben que la Inteligencia aún es soberana de todas y cada una de las funciones del cuerpo; saben que se puede confiar en ella, que no debemos sentir miedo.

Esta Inteligencia, cuya manifestación llamamos «Naturaleza», «El Principio Vital», etc., se encuentra constantemente alerta por si es necesario reparar un daño, sanar heridas, soldar huesos rotos, expulsar sustancias nocivas que se han acumulado en el organismo…; mantiene la máquina en buen funcionamiento de mil maneras diferentes. Gran parte de lo que llamamos enfermedad se trata en realidad de un proceso beneficioso de la Naturaleza, gracias al cual el cuerpo se deshace de las sustancias tóxicas que hemos dejado entrar en nuestro organismo.

Veamos en qué consiste este cuerpo. Supongamos que un alma busca una morada en la que desarrollarse durante esta fase de su existencia. Los ocultistas saben que, en cierta medida, el alma necesita una habitación carnal para manifestarse. Comprobemos qué necesita el alma a modo de cuerpo y, después, comprobemos si la Naturaleza le ha dado lo que necesita.

En primer lugar, el alma necesita un instrumento físico de pensamiento altamente organizado y una estación central desde la que pueda dirigir las actividades del cuerpo. La Naturaleza proporciona a ese maravilloso instrumento, el cerebro humano, una capacidad que, a día de hoy, no podemos ni imaginar. La proporción del cerebro que el ser humano utiliza en esta fase de su desarrollo no es sino una minúscula parte de toda la superficie cerebral. La proporción que no se utiliza se encuentra a la espera de la evolución de la raza.

En segundo lugar, el alma necesita órganos diseñados para recibir y almacenar las diversas impresiones del exterior. La Naturaleza interviene, y proporciona el ojo, el oído, la nariz, los órganos del gusto y los nervios gracias a los que podemos sentir. La Naturaleza está reservando otros sentidos, hasta que la raza sienta que los necesita.

Posteriormente, se necesita un sistema de comunicación entre el cerebro y las diferentes partes del cuerpo. La Naturaleza ha «cableado» el cuerpo con los nervios de una forma maravillosa. A través de estos cables, el cerebro telegrafía instrucciones a todas las partes del cuerpo, enviando sus órdenes a las células y los órganos, y exige de ellos una obediencia incondicional. El cerebro recibe los telegramas procedentes de todas las partes del cuerpo, que lo avisan del peligro, le solicitan ayuda, le transmiten sus quejas…

Después, el cuerpo debe constar de medios para desplazarse por el mundo: ha sobrepasado las características vegetales que heredó y quiere «avanzar». Además, quiere alcanzar los objetos y hacer que sean útiles para él. La Naturaleza le ha otorgado extremidades, y músculos y tendones para poder moverlas.

Posteriormente, el cuerpo necesita un armazón que mantenga su forma, que lo proteja de un impacto, que le proporcione fuerza y firmeza; por así decirlo, necesita un punto de apoyo. La Naturaleza le da el armazón óseo conocido como esqueleto, una estupenda pieza de ingeniería bastante digna de estudio.

El alma necesita medios físicos de comunicación con otras almas encarnadas. La Naturaleza le suministra este sistema de comunicación : los órganos fonadores y auditivos.

El cuerpo necesita un sistema que transporte los materiales para construir, reponer, reparar y fortalecer todas las partes del organismo ; también precisa un sistema que permita que la materia de desecho —los residuos— pueda ser llevada al crematorio, quemada y expulsada del organismo. La Naturaleza nos da el líquido de la vida, la sangre, transportado de un lugar a otro —cumpliendo su trabajo— a través de las arterias y las venas, así como los pulmones, que oxigenan la sangre y queman la materia de desecho.

El cuerpo necesita materia del exterior con la que construir y reparar sus partes. La Naturaleza le da los medios para comer, digerir la comida, extraer sus nutrientes, hacerlos aptos para que el sistema pueda absorberlos y expulsar las sustancias de desecho.

Y, finalmente, el cuerpo consta de los medios para reproducirse y crear una morada de carne para otras almas.

Es más que hora de estudiar algo sobre los maravillosos mecanismos y procesos del cuerpo humano. Gracias a este estudio, el lector adquirirá una comprensión más que convincente de la realidad de esta Inteligencia superior ; verá cómo actúa el Principio Vital, verá que no se trata de una ciega casualidad o de un azar operante, sino que es la obra de una poderosa INTELIGENCIA. Más tarde, aprenderá a confiar en esta Inteligencia y a ser consciente de que aquello que le otorgó una forma carnal lo transportará por la vida, de que el poder que se encargó de él *entonces* se encarga de él *ahora* y se encargará *siempre*.

Cuanto más nos abramos al flujo del gran Principio Vital, mayor será el beneficio que obtengamos : si sentimos miedo o no confiamos en él, estaremos cerrándole la puerta e, inevitablemente, sufriremos.

Capítulo 4
Nuestra amiga, la Fuerza Vital

Muchas personas cometen el error de considerar la Enfermedad como una entidad —algo real— opuesta a la Salud. Es un error. La Salud es el estado natural del Ser Humano; la Enfermedad es, simplemente, la ausencia de Salud. Quien respeta las leyes de la Naturaleza no puede enfermar. Las condiciones anormales son el resultado de la violación de una ley; una serie de síntomas se manifestará, y esto es lo que llamamos enfermedad, que es, simplemente, el resultado del esfuerzo de la Naturaleza cuyo objetivo es recuperar el estado normal, es decir, expulsar, desalojar la condición anormal. De esta forma, solemos hablar de la Enfermedad —y considerarla— como una entidad. Decimos que nos ataca, que se establece en un órgano, que sigue su curso, que es muy maligna, que es leve, que resiste a todo tratamiento, que remite con facilidad, etc. Hablamos de ella como si fuera una entidad poseedora de un carácter, una aptitud y unas cualidades vitales. La consideramos como un ser que toma posesión de nosotros y utiliza su poder para destruirnos. Hablamos de ella como si fuéramos un lobo en un redil, un zorro en un gallinero, una rata en un granero, y emprendemos una lucha contra ella como si fuéramos uno de los animales que acabamos de mencionar: intentamos acabar con ella o, al menos, asustarla.

La Naturaleza no es veleidosa o inestable. La vida se manifiesta dentro de nuestro cuerpo con el objetivo de establecer correctamente las leyes; sigue su camino, lentamente, y crece hasta que alcanza su cenit, tras el cual declina de forma gradual hasta que llega el momento en el que el cuerpo se desecha cual adorno largo tiempo llevado, cuando el alma lo abandona para proseguir su evolución. Que una persona se separe de su cuerpo antes de alcanzar una edad avanzada nunca ha sido la intención de la Naturaleza. Los yoguis saben que si las leyes naturales fuesen respetadas desde la infancia, la muerte de una persona joven o de edad media por enfermedad sería tan escasa como la muerte por accidente.

Dentro de cada cuerpo físico existe una cierta fuerza vital que nos ayuda constantemente en todo lo que puede, a pesar de nuestra temeraria violación de los principios cardinales de una vida correcta. Gran parte de lo que llamamos enfermedad no es sino una acción defensiva de esta fuerza vital, un efecto reparador; no es un proceso de decadencia, sino un proceso de ascensión por parte del organismo viviente. El proceso no es normal porque las condiciones no son normales, y todo el esfuerzo de recuperación de la fuerza vital es ejercido para restaurar las condiciones normales.

El primer gran principio de la Fuerza Vital es la autopreservación. Dondequiera que exista la vida, este principio es manifiesto. Bajo su acción, el hombre y la mujer se atraen, el embrión y el niño reciben alimento, la madre soporta heroicamente los dolores de la maternidad, los padres se sienten obligados a cobijar y proteger a su prole de los mayores peligros... ¿Por qué? Porque en ello consiste el instinto de preservación de la raza.

Pero el instinto de preservación de la vida individual es igual de poderoso. «Todo lo que una persona ha lo entregará por su vida», dice el escritor, y mientras que esto no es estrictamente cierto en el ser humano desarrollado, lo es suficientemente para ilustrar el principio de la autopreservación. Este instinto no procede del Intelecto, sino que se encuentra presente en los cimientos físicos del ser. El intelecto es con frecuencia superado por este instinto. Este último hace que las piernas de una persona «pongan pies en polvorosa» aun cuando ha decidido mantenerse en una situación peligrosa; provoca que un náufrago viole algunos de los principios de la civilización al asesinar y devorar a un compañero y beber su sangre; ha convertido en bestias salvajes a los seres humanos en el terrible «Agujero Negro», e impone su supremacía en condiciones múltiples y variadas. Siempre está trabajando por la vida (más vida), por la salud (más salud). En ocasiones hace que enfermemos para fortalecernos: provoca la enfermedad para deshacerse de la materia pestilente que nuestra falta de cuidado y nuestra locura han dejado penetrar en el sistema.

Este principio de autopreservación de la Fuerza Vital también nos orienta en dirección a la salud, tal y como el magnetismo hace que la aguja señale al norte. Podemos desviarnos, sin hacer caso al impulso, pero la atracción siempre está ahí. El mismo instinto se encuentra en nuestro interior. Es el mismo que hace que el brote salga de la semilla levantando un peso mil veces superior al suyo, en su lucha por alcanzar la luz del sol. El mismo impulso provoca que el árbol crezca del suelo. El mismo principio hace que las raíces se extiendan hacia dentro y hacia fuera. En cada caso, aunque la dirección sea diferente, cada movimiento sigue la dirección correcta. Si estamos heridos, la Fuerza Vital comienza a sanar la herida, realizando su labor con una precisión y una sagacidad maravillosas. Si nos rompemos un hueso, todo lo que nosotros, o el cirujano, debemos hacer es colocar los huesos en yuxtaposición y mantenerlos en esta postura mientras la gran Fuerza Vital suelda las secciones fracturadas. Si sufrimos una caída, o si nuestros músculos o ligamentos se desgarran, todo lo que podemos hacer es observar atentamente ciertos aspectos, y la Fuerza Vital comenzará a realizar su trabajo y reparará el daño, haciendo uso del sistema para obtener los materiales necesarios.

Todos los médicos saben —y así se enseña en sus escuelas— que si una persona posee una buena condición física, su Fuerza Vital hará que se recupere de cualquier situación, excepto cuando los órganos vitales se encuentran destruidos. Cuando se ha permitido que el sistema físico se deteriore, la recuperación es mucho más complicada, si no imposible, puesto que la eficiencia de la Fuerza Vital es menor y está obligada a trabajar en una circunstancia adversa. Pero tened por seguro que está ayudándoos en todo lo que puede, siempre, en las circunstancias existentes. Si la Fuerza Vital no puede hacer por vosotros todo lo que se ha propuesto, no renunciará ni dará por perdido su intento, sino que se adaptará a las circunstancias y dará lo mejor de sí. Tendedle una mano y mantendrá vuestra salud intacta; restringidla mediante formas irracionales y antinaturales de vivir y, aun así, intentará cargar con vosotros, os servirá hasta el final utilizando toda su capacidad, a pesar de vuestra ingratitud y estupidez. Luchará por vosotros hasta el final.

El principio de adaptación se manifiesta en todas las formas de vida.

Cuando comienza a crecer, la semilla arrojada en una grieta de una roca, o bien limita su crecimiento para adaptarse a la forma de la roca, o bien, si es suficientemente fuerte, hiende la roca en dos y alcanza su tamaño natural. En el caso del Ser Humano, que encuentra los medios para vivir y prosperar en todos los climas y condiciones, la Fuerza Vital se ha acomodado a la variedad de condiciones, y allí donde no puede hender la roca, expulsa el brote un tanto deformado, pero aún vivo y robusto.

Ningún organismo podrá enfermar mientras respete las condiciones de salubridad. La salud no es sino la vida en condiciones normales; la enfermedad, por su parte, es la vida en condiciones anormales. Las condiciones que han hecho que una persona alcance una madurez sana y enérgica son necesarias para mantener su salud y su vigor. Si las condiciones son adecuadas, la Fuerza Vital dará lo mejor de sí; pero si las condiciones no son las deseadas, la Fuerza Vital podrá manifestarse, pero de manera imperfecta, luego la consecuencia será la aparición de más o menos de lo que llamamos enfermedad. Vivimos en una civilización que nos ha impuesto un modo de vida más o menos falto de naturalidad; dada la dificultad derivada, la Fuerza Vital preferiría que fuera de otra forma. No comemos como deberíamos comer. No bebemos como deberíamos beber. No dormimos como deberíamos dormir. No respiramos como deberíamos respirar. No nos vestimos como deberíamos vestirnos. Hemos llevado a cabo aquello que no debíamos llevar a cabo, y hemos dejado sin hacer aquello que debíamos hacer. No existe Salud en nosotros, o, deberíamos decir, existe tan poca salud como podemos soportar.

Hemos hablado sobre la cuestión de la amistad de la Fuerza Vital porque es una cuestión que aquellos que no la han estudiado suelen pasar por alto. Forma parte de la Filosofía del Bienestar del Hatha-Yoga, y el yogui la tiene muy presente en su vida. Los yoguis saben que la Fuerza Vital es una buena amiga y una poderosa aliada: la dejan fluir libremente en su interior e intentan interferir lo menos posible en sus operaciones. Saben que la Fuerza Vital siempre está pendiente de su bienestar y salud, y en ella depositan la mayor de las confianzas.

Gran parte del éxito del Hatha-Yoga es gracias a sus métodos perfectamente calculados para permitir que la Fuerza Vital trabaje libremente y sin impedimentos; sus fórmulas y ejercicios están plenamente dedicados a ese fin. Despejar el camino de obstáculos y proporcionar al carro de la Fuerza Vital el derecho de tránsito por una carretera llana son los objetivos del hatha-yogui. Seguid estos preceptos y vuestro cuerpo os lo agradecerá.

Capítulo 5
El laboratorio del cuerpo

La intención de este libro no es convertirse en un libro de texto sobre Fisiología; pero en la medida en que la mayoría de la gente parece tener poca o ninguna idea sobre la naturaleza, las funciones y los usos de los múltiples órganos del cuerpo, pensamos en decir algunas palabras acerca de los importantes órganos del cuerpo implicados en la digestión y asimilación de los alimentos con los que se nutre.

Consideramos que el primer hito de la ingeniería humana de la digestión son los dientes. La Naturaleza nos ha dado dientes para morder el alimento y triturarlo, haciendo que su tamaño y consistencia sean adecuados para que la saliva y los jugos gástricos puedan operar más fácilmente; gracias a estos últimos, el alimento se convierte en una sustancia líquida cuyas propiedades nutritivas son asimiladas y absorbidas por el cuerpo con facilidad. Parece que, simplemente, estemos repitiendo un cuento más que sabido, pero ¿cuántos de nuestros lectores realmente actúan como si supieran con qué objetivo han recibido sus dientes? Engullen el alimento como si los dientes fueran simplemente un adorno, y, en general, actúan como si la Naturaleza les hubiera dado una molleja con la que podrían, al igual que las aves, triturar y despedazar el alimento que engullesen en trozos más pequeños. Recordad, amigos, que os dieron los dientes con un propósito, y considerad también el hecho de que si la intención de la Naturaleza hubiera sido permitiros engullir el alimento, os habría dado una molleja en lugar de dientes. Habremos de decir mucho acerca del uso adecuado de los dientes a medida que desarrollemos estas líneas, pues existe una estrecha relación entre estos y un principio fundamental del Hatha-Yoga, como pronto veréis.

Los siguientes órganos que se deben tratar son las glándulas salivales. Son seis en total: cuatro están localizadas bajo la lengua y la mandíbula; las otras dos se encuentran en la parte interior de las mejillas, junto al oído, una a cada lado. Su función más conocida es la de producir, generar o secretar saliva; cuando se necesita, la saliva invade diferentes zonas de la boca al ser expulsada a través de varios conductos, y se mezcla con el alimento que se ha masticado o mascado. Cuando el alimento se encuentra masticado en trozos más pequeños, la saliva puede actuar minuciosamente sobre ellos con un efecto incrementado. La saliva humedece el alimento, permitiendo así que se pueda tragar con mayor facilidad; esta función, no obstante, es un hecho sin demasiada importancia en comparación con sus funciones más importantes. La más conocida (y la que la ciencia Occidental enseña como la más importante) es su función química, encargada de convertir el almidón en azúcar, llevando a cabo así el primer paso del proceso de la digestión.

Otro cuento sabido es el siguiente. Todos habéis oído hablar de la saliva, pero ¿cuántos de vosotros coméis de una forma que permita a la Naturaleza utilizar la saliva con el objetivo que pensó para ella? Engullís el alimento tras haberlo masticado por encima, y no seguís los planes que la Naturaleza ha desarrollado con tanto esfuerzo, planes para cuyo cumplimiento diseñó una maquinaria tan bella como delicada. Pero, debido a su buena memoria, la Naturaleza siempre «volverá» a vosotros por vuestra indiferencia y falta de respeto por sus planes, para que paguéis vuestras deudas.

No debemos olvidar mencionar la lengua, esa fiel amiga creada para llevar a cabo las innobles tareas de asistir en la pronunciación de tacos, cotillear, mentir, regañar, jurar y, por último, aunque no menos importante, quejarse. La lengua tiene que cumplir una importantísima función en el proceso de nutrición del cuerpo. Además del número de movimientos mecánicos que realiza en el proceso de la alimentación, en el que ayuda a mover el alimento, y de su función en el acto de deglución, es el órgano del gusto, y juzga con criterio el alimento que solicita la entrada en el estómago.

Habéis desaprovechado el uso normal de los dientes, de las glándulas salivales y de la lengua, y estos, en consecuencia, no han podido serviros correctamente. Si confiáis en ellos y volvéis a las formas sanas y normales de comer, veréis que estarán encantados y responderán alegremente a vuestra confianza, ofreciéndoos nuevamente un servicio completo. Son buenos amigos y ayudantes, pero necesitan de una pequeña confianza y responsabilidad para dar lo mejor de sí.

Después de que el alimento haya sido masticado y mezclado con la saliva, desciende por la garganta hasta el estómago. La parte inferior de la garganta, llamada esófago, realiza una peculiar contracción muscular que empuja hacia abajo las partículas del alimento; este acto forma parte del proceso de deglución. El proceso de transformar el almidón del alimento en azúcar —o glucosa— iniciado en la boca por la saliva continúa cuando el alimento pasa y desciende por el esófago; pero se detiene casi por completo, o enteramente, una vez que el alimento alcanza el estómago, un hecho que debe tenerse en cuenta al estudiar las ventajas que supone un hábito de comer pausado, pues si el alimento se mastica y se traga con rapidez, alcanza el estómago parcialmente afectado por la saliva y en condiciones imperfectas para el trabajo posterior de la Naturaleza.

El propio estómago es una bolsa con forma de pera, con una capacidad de más de un litro, o más en algunos casos. El alimento penetra en el estómago a través del esófago por el lado superior izquierdo, justo debajo del corazón. Después, abandona el estómago por el lado inferior derecho y penetra en el intestino delgado a través de un tipo de válvula peculiar, que está diseñada de una manera tan maravillosa que permite que la materia procedente del estómago la atraviese con facilidad, pero impide que nada pueda retroceder del intestino al estómago. Esta válvula es conocida como válvula pilórica u orificio pilórico; la palabra «pilórico» deriva de la palabra griega que significa 'portero', y en efecto, esta pequeña válvula actúa como un portero más que inteligente, siempre alerta, nunca desprevenido.

El estómago es un gran laboratorio en el que el alimento sufre modificaciones químicas para que pueda ser asimilado por el sistema y transformado en material nutritivo, que se integra en la roja sangre, la cual circula por todo el cuerpo construyendo, reparando y fortaleciendo todas las partes y órganos.

El interior del estómago está recubierto por una delicada membrana mucosa, que está repleta de minúsculas glándulas que desembocan en el estómago y alrededor de las cuales existe una fina red de diminutos vasos sanguíneos con paredes extraordinariamente finas, donde se secreta un líquido maravilloso: el jugo gástrico. El jugo gástrico es un poderoso líquido que actúa como un disolvente sobre los compuestos nitrogenados de los alimentos; también actúa sobre el azúcar o glucosa obtenida del almidón gracias a la saliva, tal y como describíamos más arriba. Es una especie de líquido amargo que contiene un componente químico llamado pepsina, un agente activo que juega un papel importantísimo en la digestión del alimento.

En una persona normal y sana, el estómago secreta alrededor de cuatro litros y medio de jugo gástrico en veinticuatro horas, y lo utiliza en el proceso de la digestión. Cuando el alimento alcanza el estómago, las pequeñas glándulas que hemos mencionado antes expulsan la cantidad necesaria de jugo gástrico, que se mezcla con el bolo alimenticio en el estómago. Entonces, el estómago realiza un movimiento parecido al de una batidora, con el que desplaza el bolo alimenticio de un lado a otro, de arriba abajo, le da vueltas, lo gira, lo bate y lo amasa, hasta que el jugo gástrico penetra en cada partícula de la masa alimenticia. La Mente Instintiva realiza un trabajo maravilloso con los movimientos estomacales, y trabaja como una máquina bien lubricada.

Si se considera el estómago como un órgano adaptado para el alimento debidamente masticado y ensalivado, es decir, preparado adecuadamente, la máquina podrá funcionar y realizar un trabajo impecable; pero, como suele pasar, si la calidad del alimento no es apta para el estómago humano, si el alimento se ha masticado por encima (o se ha engullido) o si un dueño glotón «atiborra» su estómago, los problemas vendrán. En tal caso, en lugar de llevar a cabo el proceso normal de digestión, el estómago no puede cumplir su trabajo, y el resultado es la *fermentación*, es decir, el estómago se convierte en el huésped de una masa fermentada y putrefacta; en este caso, hablamos de una «cazuela de levadura». Si las personas pudieran tan solo hacerse una idea de la sentina que se forma en su estómago, dejarían de encogerse de hombros y de aburrirse cuando se hablase sobre la cuestión de unos hábitos alimentarios racionales y sanos.

Esta fermentación putrefacta, surgida de los hábitos de comer no naturales, con frecuencia se vuelve crónica y provoca un estado que se manifiesta por medio de los síntomas de lo que llamamos dispepsia, o problemas similares. Permanece en el estómago mucho tiempo después de haber comido, y cuando el siguiente alimento llega al estómago, la fermentación continúa hasta que este se convierte en una «cazuela de levadura» activa permanentemente. Esta situación, por supuesto, desemboca en el deterioro de la función normal del estómago, cuya superficie se vuelve viscosa, blanda, delgada y débil. Las glándulas se obstruyen y todas las demás estructuras digestivas del estómago se deterioran y se estropean. Cuando esto ocurre, el alimento a medio digerir pasa al intestino delgado, contaminado con los ácidos que resultan de la fermentación, y el resultado es que el sistema al completo se envenena poco a poco y no es alimentado correctamente.

La masa alimenticia, saturada con el jugo gástrico que la ha empapado mientras el estómago la amasaba y trituraba, abandona este último a través del orificio pilórico, por su lado inferior derecho, y penetra en el intestino delgado.

El intestino delgado es un conducto con forma de tubo enrollado sobre sí mismo para ocupar un espacio relativamente pequeño, aunque en realidad consta de entre cinco y siete metros de longitud. Sus paredes internas se encuentran revestidas por una sustancia aterciopelada, y a lo largo de la mayor parte de su longitud, este revestimiento está dispuesto en pliegues transversales que mantienen una especie de movimiento de «pestañeo», que balancea y retarda el paso del alimento, aumentando así la superficie de secreción y absorción. Varias diminutas elevaciones parecidas a las que existen sobre la superficie de un pedazo de felpa, conocidas como vellosidades intestinales, son las responsables del revestimiento aterciopelado de la mucosa. La función de estas elevaciones la explicaremos más adelante.

Cuando la masa alimenticia entra en el intestino delgado, se mezcla con un fluido llamado bilis, que la satura y se mezcla al máximo con ella. La bilis es una secreción del hígado que se almacena, lista para ser usada, en una fuerte bolsa conocida como vesícula biliar. Algo más de dos litros de bilis por día se utilizan para saturar el alimento a medida que atraviesa el intestino delgado. Su función es ayudar al jugo pancreático a preparar los componentes grasos para que puedan ser absorbidos; igualmente, ayuda a prevenir la descomposición y putrefacción del alimento a medida que atraviesa el intestino, así como a neutralizar el jugo gástrico, que ya ha cumplido su función. El jugo pancreático es secretado por el páncreas, un órgano alargado situado justo detrás del estómago, cuya función es actuar sobre los componentes grasos del alimento para que puedan ser absorbidos en los intestinos junto a otros nutrientes. La cantidad de jugo pancreático que se utiliza diariamente oscila entre el litro y medio y los tres litros.

Los cientos de miles de pelos que componen el revestimiento aterciopelado del intestino delgado, que también se llaman vellosidades intestinales, mantienen un movimiento ondulatorio constante que penetra la masa alimenticia semilíquida y blanda que atraviesa el intestino delgado. Se encuentran siempre en movimiento, lamiendo y absorbiendo los nutrientes contenidos en la masa alimenticia, los cuales son transmitidos al sistema.

Los numerosos procesos que se producen hasta que el alimento se incorpora a la sangre y es transportado por todo el organismo son los siguientes: masticación, insalivación, deglución, digestión estomacal e intestinal, absorción, circulación y asimilación. Repasémoslos rápidamente para que no los olvidemos.

La masticación es realizada por los dientes, los labios, la lengua y los carrillos (que ayudan en el proceso). Desmenuzan el alimento y permiten que la saliva pueda penetrar en él con mayor facilidad.

La insalivación es el proceso de saturación del alimento masticado con la saliva vertida en el interior de la boca por las glándulas salivales. La saliva actúa sobre el almidón, transformándolo en dextrina y, luego, en glucosa, que es soluble. Esta alteración química es posible gracias a la acción de la ptialina de la saliva, que actúa como una enzima y produce un cambio en la composición química de las sustancias con las que presenta afinidad.

La digestión se lleva a cabo en el estómago y en el intestino delgado, y consiste en la transformación del bolo alimenticio en productos que se puedan absorber y asimilar. La digestión comienza cuando el alimento alcanza el estómago; entonces, se secreta una gran cantidad de jugo gástrico que, mezclado y removido con el bolo alimenticio, disuelve el tejido conectivo de la carne, rompe el envoltorio de las grasas y obtiene la albúmina —que se puede absorber y asimilar— de productos albuminosos como la carne magra, el gluten del trigo o la clara del huevo. La transformación que se produce durante la digestión estomacal se lleva a cabo gracias a la acción química conjunta de los compuestos ácidos del jugo gástrico y un compuesto orgánico igualmente presente en él: la pepsina.

Mientras el estómago realiza el proceso de digestión, el líquido, tanto aquel que se ha bebido como el que se produce a partir de los componentes sólidos del alimento durante la digestión, es absorbido rápidamente por las células absorbentes del estómago e integrado en la sangre, al tiempo que los componentes más sólidos del bolo alimenticio son desmenuzados por la acción muscular del estómago, como hemos explicado. En aproximadamente media hora, los componentes sólidos del bolo alimenticio comienzan lentamente a abandonar el estómago convertidos en una sustancia grisácea y pastosa llamada quimo, una mezcla de parte de los azúcares y las sales de los alimentos, almidón procesado —glucosa—, almidón ablandado, grasas aisladas, tejido conectivo y albúmina.

Cuando el quimo abandona el estómago, penetra en el intestino delgado y entra en contacto con el jugo pancreático, el jugo intestinal y la bilis, produciéndose así la digestión intestinal. Estos líquidos disuelven la mayor parte del alimento que aún se encuentra en forma sólida. La digestión intestinal separa el quimo en tres sustancias: la peptona, procedente de la digestión de la albúmina; el quilo, procedente de la emulsión de las grasas; y la glucosa, procedente de la transformación del almidón. Estas sustancias se absorben y se integran en la sangre, mientras el alimento no digerido abandona el intestino delgado a través de una válvula en forma de trampilla y penetra en el intestino grueso, del que pronto hablaremos.

La absorción, proceso mediante el cual los productos resultantes de la digestión que acabamos de mencionar son recogidos por los vasos sanguíneos y linfáticos, se produce mediante endósmosis. El agua y los líquidos que se liberan del bolo alimenticio durante la digestión estomacal son rápidamente absorbidos; la sangre los lleva a través de la vena porta hasta el hígado. La peptona y la glucosa también viajan del intestino delgado al hígado a través de la vena porta, al ser absorbidas por los vasos sanguíneos de las vellosidades intestinales. Esta sangre alcanza el corazón tras haber pasado por el hígado, donde sufre un proceso del que hablaremos cuando tratemos el tema del hígado. El quilo, que es la sustancia alimenticia que queda en el intestino tras la absorción de la peptona y la glucosa, es absorbido por los vasos quilíferos y pasa al canal torácico; poco a poco, se integra en la sangre, como veremos en el capítulo sobre la circulación: explicaremos cómo transporta la sangre los nutrientes obtenidos de la digestión a todas las partes del cuerpo, para dar a cada célula, tejido y órgano el material con el que se construye y se repara, haciendo así que el cuerpo crezca y se desarrolle.

El hígado secreta la bilis, que es transportada hasta el intestino delgado, como hemos explicado. También almacena una sustancia llamada glicógeno, formada en el hígado a partir de los nutrientes que le llegan a través de la vena porta. El glicógeno se almacena en el hígado y, posteriormente, es transformado gradualmente en glucosa, o una sustancia similar al azúcar de la uva. El páncreas secreta los jugos pancreáticos, que se vierten en el intestino delgado para ayudar en la digestión intestinal, donde actúa principalmente sobre los componentes grasos del alimento. Los riñones se localizan en los costados, detrás de los intestinos. Son dos, y tienen forma de haba. Purifican la sangre mediante la extracción de una sustancia tóxica llamada urea y otras sustancias de desecho. El fluido secretado por los riñones es llevado a través de dos canales, llamados uréteres, hasta la vejiga. La vejiga se localiza en la pelvis, y sirve como depósito para la orina, la cual consiste en un líquido de desecho que contiene las sustancias que el sistema ha rechazado.

Antes de concluir esta parte, queremos que nuestros lectores sepan que cuando el alimento penetra en el estómago y en el intestino delgado apenas masticado e incorrectamente mezclado con la saliva (cuando los dientes y las glándulas salivales no han tenido la oportunidad de realizar su trabajo como deben), la digestión es obstaculizada y los órganos digestivos deben realizar un esfuerzo suplementario que los incapacita para cumplir lo que se les pide. Es como pedir a un grupo de trabajadores que hagan, además del trabajo que les corresponde, el trabajo que debería haber sido realizado previamente por otro grupo de trabajadores; es como pedir al maquinista que, además de con el suyo, cumpla con el deber del ingeniero de caminos, es decir, conducir el tren sin percances por una parte de vía que previamente ha tenido que construir él mismo. Las células absorbentes del estómago deben absorber *algo* —ese es su trabajo—, pero si no les dais los materiales adecuados, absorberán la masa en proceso de fermentación y putrefacción, la cual pasará a formar parte de la sangre. La sangre transportará este material pobre a todas las partes del cuerpo, incluido el cerebro; no es de extrañar, por tanto, que las personas se quejen de problemas biliares, dolores de cabeza…: ellas mismas se están envenenando al actuar como no deberían.

Capítulo 6
El fluido vital

En el capítulo anterior dimos una idea de cómo el alimento que comemos es gradualmente transformado y separado en sustancias que pueden ser absorbidas y, de esta forma, transportadas por la sangre. Esta última lleva los nutrientes por todo el sistema, que se utilizan para construir, reparar y renovar las numerosas estructuras del cuerpo físico. En este capítulo os daremos una breve descripción de cómo lleva a cabo la sangre este trabajo.

Las sustancias nutritivas del alimento digerido pasan al torrente sanguíneo, integrándose así en la sangre. Esta circula a través de las arterias para llegar a todas las células y tejidos del cuerpo, que realizan sus respectivos trabajos de construcción y recuperación. Posteriormente, vuelve a los vasos sanguíneos llevando consigo las células dañadas y otras sustancias de desecho, para que estas puedan ser expulsadas al exterior a través de los pulmones y de otros órganos encargados de realizar el proceso de «expulsión». El recorrido de la sangre, cuyo punto de inicio y fin es el corazón, se llama Circulación. El motor que da fuerza a este maravilloso sistema mecánico es, por supuesto, el corazón. No perderemos tiempo en describir el corazón; en su lugar, os diremos algo acerca del trabajo que realiza. Comencemos por donde lo dejamos en el capítulo anterior: el momento en el que los nutrientes del alimento, recogidos por la sangre, alcanzan el corazón, que los envía a alimentar el cuerpo.

La sangre realiza su viaje de ida a través de las arterias, que son una serie de canales elásticos que constan de divisiones y subdivisiones; los canales principales alimentan los pequeños, y estos, a su vez, alimentan los que son más pequeños que ellos… hasta que la sangre alcanza los capilares. Los capilares son vasos sanguíneos muy pequeños; su diámetro mide aproximadamente ocho micrómetros. Se parecen a cabellos muy finos, de ahí el nombre que reciben. Los capilares penetran en los tejidos formando amplias redes que permiten que la sangre llegue a todos los puntos. Sus paredes son muy finas, y las sustancias nutritivas de la sangre exudan a través de ellas para que los tejidos puedan recibirlas. Los capilares no solo exudan los nutrientes de la sangre, sino que también la conducen en su viaje de regreso; además, realizan otras labores en el sistema, como la recolección de los nutrientes que son absorbidos por las vellosidades intestinales.

Volvamos, pues, a las arterias. Transportan la sangre pura, rica y roja desde el corazón, cargada de saludables nutrientes y de vida; de las arterias, la sangre pasa a los canales más pequeños, y de estos a otros aún más pequeños, hasta que finalmente alcanza los finos capilares y los tejidos toman los nutrientes que utilizan para su construcción, una labor que las pequeñas y hermosas células del cuerpo realizan con suma inteligencia (más tarde diremos algo acerca del trabajo de estas células). La sangre, una vez que ha entregado los nutrientes, comienza su viaje de regreso al corazón llevando consigo los productos de desecho, las células muertas, los tejidos estropeados y otras sustancias que el sistema no utiliza. Su recorrido comienza en los capilares, pero no realiza su viaje de regreso a través de las arterias, sino que, gracias a un sistema cerrado, penetra en las vénulas del sistema venoso, desde donde pasa a las venas grandes y, a través de ellas, llega al corazón. Antes de alcanzar nuevamente las arterias, algo ocurre con la sangre: se dirige al crematorio, los pulmones, para hacer quemar y expulsar las sustancias de desecho y las impurezas. En otro capítulo explicaremos cómo funcionan los pulmones.

Antes de seguir, no obstante, debemos decir que existe otro líquido que circula por el sistema: la linfa, cuya composición es similar a la de la sangre. Contiene gran parte de las sustancias de la sangre que han exudado por las paredes de los vasos sanguíneos, así como algunas de las sustancias de desecho del sistema que, tras haber sido depuradas y «renovadas» por el sistema linfático, vuelven a la sangre para ser nuevamente aprovechadas. La linfa circula por el interior de delgados canales similares a las venas; son tan pequeños que el ojo humano apenas puede verlos si no se les inyecta mercurio. Estos canales desembocan en varias de las venas más grandes, luego la linfa se mezcla con la sangre que vuelve al corazón. El quilo, tras haber abandonado el intestino delgado (ver capítulo anterior), se mezcla con la linfa en las partes inferiores del organismo y, de esta forma, pasa a la sangre, mientras que las otras sustancias del alimento digerido atraviesan la vena porta y el hígado durante su travesía; por tanto, aunque tomen diferentes caminos, todos terminan encontrándose en la sangre que no cesa de circular.

Veis que la sangre es el compuesto del cuerpo que, directa o indirectamente, proporciona los nutrientes y la vida a todas las partes del cuerpo. Si la sangre es pobre o la circulación es débil, la nutrición de algunas partes del cuerpo será deficiente y, por ello, aparecerán las enfermedades. La sangre representa aproximadamente un décimo del peso corporal: de esta cantidad, un cuarto está distribuido entre el corazón, los pulmones y las arterias y venas grandes; otro cuarto se localiza en el hígado; otro cuarto más, en los músculos; y el último cuarto está distribuido entre los órganos y tejidos restantes. El cerebro utiliza aproximadamente un quinto de la cantidad total de sangre.

Recordad siempre al pensar en la sangre que ella es el resultado de la comida que consumís, y de la forma en que lo hacéis. Tendréis el mejor tipo de sangre y en grandes cantidades si escogéis los alimentos adecuados y los coméis como la Naturaleza espera que lo hagáis; o, por el lado contrario, tendréis una sangre muy pobre y en cantidad insuficiente si os decantáis por la insensata satisfacción del apetito desmesurado y por el consumo inadecuado de cualquier tipo de comida (si es que así puede llamarse). La sangre es la vida, y *vosotros* la creáis: esa es la cuestión en pocas palabras.

Ahora, pasemos al crematorio, los pulmones, y veamos qué ocurre con la sangre venosa, azul e impura que ha regresado de todas las partes del cuerpo, cargada de impurezas y materias de desecho.

Capítulo 7
El crematorio del sistema

Los órganos de la respiración son los pulmones y los conductos de aire que se dirigen hacia ellos. Los pulmones son dos; ocupan la cavidad pleural del tórax, cada uno a un lado del mediastino, separados por el corazón y por los vasos sanguíneos y conductos de aire de mayor tamaño. Cada pulmón se ramifica a partir de la raíz, constituida fundamentalmente por los bronquios, las arterias y las venas que conectan los pulmones a la tráquea y al corazón. Los pulmones son esponjosos y porosos, y sus tejidos constan de una gran elasticidad. Se encuentran cubiertos por una bolsa construida con delicadeza, aunque resistente, conocida como saco pleural. Una de sus paredes se adhiere firmemente al pulmón; la otra, por su parte, se adhiere a la pared interior del pecho. Esta bolsa secreta un líquido que permite que las superficies internas se deslicen fácilmente unas sobre otras durante la respiración. Los conductos de aire son las fosas nasales, la faringe, la laringe, la tráquea y los tubos bronquiales.

Cuando respiramos, aspiramos el aire por la nariz, donde se calienta gracias al contacto con la sangre de la membrana mucosa; tras haber atravesado la faringe y la laringe, el aire atraviesa la tráquea, que se divide en numerosos conductos llamados tubos bronquiales —bronquios—, los cuales, a su vez, se dividen y concluyen en diminutas divisiones que abarcan todo el espacio de que constan los pulmones, divisiones que estos cuentan por millones. Un autor afirmó que si las células de los pulmones se extendiesen sobre una superficie, libres, cubrirían un área de unos cuatro mil trescientos metros cuadrados.

El aire penetra en los pulmones gracias a la acción del diafragma, un músculo grande, resistente, plano y elástico que separa la caja torácica del abdomen. La acción del diafragma es casi tan automática como la del corazón, aunque se puede hacer de él un músculo semivoluntario mediante un esfuerzo de la voluntad. Cuando se expande, incrementa el tamaño del pecho y los pulmones, de manera que el aire penetra en el vacío así creado. Cuando se relaja, el pecho y los pulmones se contraen, y el aire es expulsado de los estos. Ahora, antes de hablar sobre qué ocurre con el aire de los pulmones, repasemos un poco el tema de la circulación de la sangre.

La sangre, como sabéis, es impulsada por el corazón a través de las arterias; luego, penetra en los capilares, alcanzando así cualquier parte del organismo, nutriéndola, fortaleciéndola y dándole vida; posteriormente, por medio de los capilares, regresa al corazón siguiendo otro camino, el de las venas, y del corazón fluye a los pulmones. La sangre comienza su viaje arterial brillante, roja y rica, cargada de propiedades y cualidades vitales. En su regreso, sigue la ruta venosa, apagada, azul y pobre, cargada de las sustancias de desecho del sistema. Parte como una fresca corriente de las montañas; regresa como un caudal de aguas fecales. Este pestilente caudal desemboca en la aurícula derecha del corazón. Cuando esta aurícula se llena, se contrae y fuerza el caudal de sangre a atravesar una abertura, penetrando en el ventrículo derecho del corazón; este, a su vez, envía la sangre a los pulmones, donde millones de vasos sanguíneos similares a los cabellos la reparten por todas las células. Retomemos los pulmones en este punto de la historia.

La corriente de sangre sucia se encuentra, entonces, distribuida por los millones de diminutas células pulmonares. Al inhalar el aire, el oxígeno que este contiene entra en contacto con la sangre impura a través de las delgadas paredes de los vasos sanguíneos de los pulmones, paredes suficientemente gruesas como para contener la sangre, pero suficientemente delgadas como para permitir que el oxígeno las atraviese. Cuando el oxígeno entra en contacto con la sangre, tiene lugar una forma de combustión; la sangre toma el oxígeno y libera el ácido carbónico procedente de las sustancias de desecho, así como las sustancias tóxicas que ha recolectado de todas las partes del organismo. La sangre, ya purificada y oxigenada, regresa al corazón rica, roja, brillante y cargada de propiedades y cualidades vitales. Tras haber alcanzado la aurícula izquierda del corazón, es obligada a penetrar en el ventrículo izquierdo, desde donde parte a todos los puntos del cuerpo, a través de las arterias, para cumplir con su vital misión. Se estima que unos veinte mil litros de sangre circulan por los capilares de los pulmones en un solo día ; los glóbulos rojos avanzan en fila mientras sus dos caras están expuestas al oxígeno del aire. Si pensamos en los diminutos detalles del proceso que acabamos de explicar, la inteligencia y la atención infinitas de la Naturaleza harán que nos maravillemos.

Como vemos, a menos que una cantidad suficiente de aire fresco alcance los pulmones, la corriente de sangre venosa y sucia no se purifica ; por tanto, no solo el cuerpo es privado de su alimento, sino que, además, las sustancias de desecho que se deberían haber destruido regresan al torrente sanguíneo, contaminando el sistema y provocando la muerte. El aire impuro actúa de la misma forma, aunque en menor grado. También vemos que si no se respira la cantidad suficiente de aire, la sangre no puede continuar con su trabajo como debería ; el resultado es que el cuerpo carecerá del alimento que necesita, y, por tanto, aparecerán las enfermedades o se sentirá una falta de salud. La sangre de quien respira de manera incorrecta es, por supuesto, de un color oscuro, azulado, carente de la viva rojez de la sangre arterial pura. Con frecuencia, la sangre así presenta un aspecto pobre. Una respiración correcta y una circulación eficiente se traducen en un aspecto brillante y limpio.

Una pequeña reflexión nos mostrará que una correcta respiración tiene una importancia vital. Si la sangre no se purifica del todo mediante el proceso regenerativo de los pulmones, vuelve a las arterias en un estado anómalo, imperfecta y repleta de impurezas que transportará en su viaje de regreso. Estas impurezas, si regresan al sistema, se manifestarán con toda seguridad en forma de alguna enfermedad : bien una enfermedad de la sangre, bien una enfermedad resultante de una deficiencia en el funcionamiento de un tejido u órgano incorrectamente nutrido.

Cuando se expone debidamente al aire contenido en los pulmones, la sangre no solo ve consumidas sus impurezas y se deshace del ácido carbónico, sino que también recoge y absorbe una cantidad determinada de oxígeno que transportará a todas las partes del cuerpo, las cuales necesitan de él para que la Naturaleza pueda llevar a cabo sus procesos correctamente. Cuando el oxígeno entra en contacto con la sangre, se une a su hemoglobina y es llevado a cada célula, tejido, músculo y órgano, fortaleciéndolos y revitalizándolos, remplazando las células y tejidos desgastados por los nuevos materiales que la Naturaleza transforma para sus propósitos. La sangre arterial, debidamente expuesta al aire, contiene aproximadamente un veinticinco por ciento de oxígeno.

El oxígeno no solo es necesario para revitalizar todas las células del cuerpo; la digestión, también, depende materialmente de una cantidad determinada de oxigenación de la sangre, lo que solo se consigue mediante el contacto entre el oxígeno de la sangre y el alimento, con su consecuente forma de combustión. Así, es necesario que los pulmones absorban una cantidad adecuada de oxígeno. Unos pulmones fuertes y una digestión eficiente van siempre de la mano, y viceversa… Para entender todo el significado de esta declaración, debemos recordar que toda la sangre recibe los nutrientes del alimento que se asimila, y que, por ello, una asimilación imperfecta siempre tendrá como resultado un cuerpo carente de nutrientes. Incluso los propios pulmones dependen de la misma fuente de alimento. Una respiración imperfecta hace que la asimilación se vuelva imperfecta; los pulmones se debilitan, son incapaces de llevar a cabo su función como deberían y, por tanto, todo el sistema se debilita aún más. Cada partícula de comida y bebida debe ser oxigenada antes de que pueda brindarnos sus nutrientes, y antes de que las sustancias de desecho del sistema puedan ser reducidas al estado adecuado para su eliminación del organismo. La falta de oxígeno se traduce en una nutrición imperfecta, una exhumación imperfecta y una salud imperfecta. En realidad, «la respiración es la vida».

La combustión producida en el intercambio de los productos de desecho genera calor y regula la temperatura del cuerpo. Quienes respiran bien no pueden «coger frío», y resisten a los cambios de la temperatura externa gracias a la gran cantidad de sangre caliente que poseen.

Además de los importantes procesos que hemos mencionado arriba, el acto de respirar ejercita los órganos internos y los músculos, un hecho que, en general, los autores Occidentales pasan por alto; no obstante, los yoguis lo aprecian enormemente.

Si la respiración es imperfecta o superficial, solo una parte de las células pulmonares se pone en funcionamiento, y se pierde gran parte de la capacidad pulmonar; el sufrimiento del sistema es directamente proporcional al nivel de suboxigenación. En sus hábitats naturales, los animales inferiores respiran de manera natural, y los seres humanos primitivos, sin duda, hacían lo mismo. Las condiciones de vida anómalas adoptadas por el ser humano civilizado —la sombra que se cierne sobre la civilización— nos han arrebatado nuestra manera natural de respirar, y la raza ha sufrido enormemente por ello. La única salvación física del ser humano es «regresar a la Naturaleza».

Capítulo 8
El alimento

El cuerpo humano se encuentra constantemente sometido a cambios. Los átomos de huesos, tejidos, carne, músculos, grasas y líquidos se desgastan y se eliminan del sistema de manera constante; con la misma frecuencia, nuevos átomos son creados en el maravilloso laboratorio que es el cuerpo, y son enviados para remplazar los materiales que se han desgastado y desechado.

Consideremos el cuerpo físico de una persona y sus mecanismos como una planta; de hecho, su naturaleza presenta similitudes con la vida de una planta. ¿Qué precisa la planta para pasar de semilla a brote y de brote a planta con flor, semilla y fruto? La respuesta es simple: aire puro, luz solar, agua y un suelo rico en nutrientes. Para alcanzar una madurez sana, la planta necesita todos y cada uno de estos elementos. El cuerpo físico de una persona requiere exactamente estos mismos elementos para ser fuerte, sano y normal. Recordad los requisitos: aire puro, luz solar, agua y alimento. En este capítulo nos centraremos en el alimento, y dejaremos el aire, la luz solar y el agua para capítulos posteriores.

Al igual que la planta crece lenta pero constantemente, la gran tarea de desechar los materiales desgastados y sustituirlos por materiales nuevos jamás se detiene, ni de día ni de noche. No somos conscientes de esta poderosa labor, puesto que pertenece a la gran parte subconsciente de la naturaleza humana, forma parte del trabajo de la Mente Instintiva.

La totalidad del cuerpo depende de esta renovación constante de materiales para mantener su salud, su fuerza y su vigor. Si esta renovación se interrumpiese, la consecuencia sería la desintegración, la muerte. El remplazo de los materiales desgastados y desechados es una necesidad fundamental de nuestro organismo y, por tanto, es lo primero que se debe tener en cuenta cuando pensamos en la persona sana.

El pilar de la cuestión de la comida en la filosofía del Hatha-Yoga es el ALIMENTO. Escribimos la palabra en mayúscula para que la impresión que deje en vuestra mente sea mayor. Queremos que nuestros estudiantes asocien el pensamiento de la comida con el pensamiento del Alimento. Para el yogui, la comida no es algo que deba agradar al paladar anómalo. En su lugar, la comida significa, en primer lugar, *Alimento* ; luego, ALIMENTO ; y por último, ALIMENTO. Alimento primero, al final y para siempre.

Para muchos Occidentales, el yogui ideal es un ser delgado, flaco, demacrado, escuálido y casi muerto de hambre ; un ser que piensa tan poco en la comida que se pasa días enteros sin probar bocado ; un ser que opina que la comida es demasiado « material » para su « naturaleza espiritual ». Pero no existe nada más lejos de la realidad : el yogui, al menos el que tiene un buen conocimiento del Hatha-Yoga, considera el Alimento como la primera obligación para con su cuerpo, y siempre se preocupa de mantener su cuerpo alimentado correctamente. Además, es consciente de que el aporte de materiales nuevos y frescos es siempre equivalente, al menos, a los materiales desgastados y desechados.

Cierto es, no obstante, que el yogui no es un glotón, ni se decanta por los platos elaborados y los antojos. Al contrario : se ríe de tales disparates y solo consume comida nutritiva y sencilla, pues sabe que obtendrá todo el alimento que su cuerpo le pide sin necesidad de consumir las sustancias dañinas y prescindibles contenidas en los platos más elaborados que su hermano se prepara, quien ignora el verdadero significado de la comida.

Una máxima del Hatha-Yoga es la siguiente : « Lo que alimenta a una persona no es lo que come, sino la cantidad de lo que *asimila* ». Hay una sabiduría profunda en esta antigua máxima, y contiene todo lo que los autores sobre temas de salud han explicado en varios volúmenes.

Más tarde, os mostraremos el método yogui para extraer la máxima cantidad de alimento de una cantidad mínima de comida. El método yogui reside en la mitad del camino, en cuyos extremos se encuentran, respectivamente, las dos escuelas Occidentales, a saber, « los que se atiborran » y « los que se mueren de hambre ». Cada uno promulga en voz alta los méritos de su propio credo y menosprecia las afirmaciones del sector opuesto. Se ha de perdonar que el yogui se ría sin malicia de las violentas disputas que enfrentan a ambos bandos : por un lado, aquellos que predican la necesidad de una nutrición suficiente y enseñan que «atiborrarse» permite saciar esa necesidad ; por el otro lado, los de la escuela opuesta, aquellos que reconocen el disparate de «atiborrarse» y de comer más de lo necesario, pero que no plantean ninguna otra alternativa salvo medio morir de hambre y llevar a cabo ayunos largos y continuados, algo que, por supuesto, ha conseguido que sus seguidores se debiliten, pierdan su vitalidad e, incluso, mueran.

Para el yogui, los males de la malnutrición, por un lado, y de las comidas excesivas, por otro, no existen. Los antiguos padres yoguis, cuyos nombres prácticamente han sido olvidados por sus seguidores hoy en día, resolvieron estas cuestiones hace siglos.

Recordad para siempre, por favor, que el Hatha-Yoga no aboga por la perspectiva de morir de hambre, sino que, al contrario, sabe y enseña que ningún cuerpo humano puede estar sano y fuerte si no es alimentado con la cantidad suficiente de comida consumida y *asimilada*. Muchas personas débiles, delicadas y nerviosas deben su pérdida de vitalidad y sus enfermedades a la falta del alimento que necesitan.

Recordad, igualmente, que el Hatha-Yoga contempla con pena y estupefacción los atributos del glotón, y rechaza, por ridícula, la teoría de que el Alimento se obtiene del «atiborramiento», de comer en exceso, pues no ve en estas prácticas sino la manifestación de los atributos de un cerdo, algo totalmente indigno del ser humano desarrollado. El yogui es consciente de que el ser humano debería comer para vivir, no vivir para comer.

El yogui es más un gastrónomo que un gurmé, pues, al consumir la comida sencilla, ha cultivado y desarrollado un sentido del gusto normal y natural, de manera que su hambre confiere a las viandas simples un sabor único que buscan, pero no encuentran, los que persiguen los caros y elaborados platos de un chef. El comer para obtener el Alimento es su objetivo principal, pero, al mismo tiempo, hace que su comida le proporcione un placer desconocido por el que desprecia las dietas sencillas.

En el próximo capítulo, hablaremos sobre el Hambre y el Apetito, dos cualidades del cuerpo físico totalmente diferentes, aunque ambas parecen significar lo mismo para la inmensa mayoría.

Capítulo 9
Hambre y apetito

Como dijimos en la conclusión del capítulo anterior, el hambre y el apetito son dos atributos del cuerpo humano totalmente diferentes. El hambre es la demanda normal de comida; el apetito, el antojo anómalo. El hambre es como el tono rosado de la mejilla de un niño sano; el apetito, como el carmín en el rostro de una mujer a la moda. Sin embargo, la mayoría de la gente utiliza ambos términos como si sus significados fuesen idénticos. Veamos dónde reside la diferencia.

Es bastante difícil explicar las respectivas sensaciones, o síntomas, del hambre y del apetito a la persona corriente que ha alcanzado la edad madura, pues el gusto natural, o el hambre instintiva, de la mayoría de las personas de esa edad se ha pervertido hasta tal punto que estas personas no han experimentado la sensación del hambre de verdad durante muchos años, han olvidado lo que se siente. Y es difícil describir una sensación si no se puede traer a la memoria de la persona que escucha el recuerdo, o una sensación parecida, de lo que ya ha experimentado en el pasado. Podemos describir un sonido a una persona sin problemas de audición comparándolo con algo que haya escuchado; pero pensad en la dificultad que supone transmitir una idea certera de un sonido a una persona que nació «sorda como una tapia», o describir un color a una persona que nació ciega, o dar una descripción acertada de un olor al que nació sin el sentido del olfato…

Para quien se ha liberado del yugo del apetito, las respectivas sensaciones del hambre y del apetito son diferentes y fácilmente distinguibles, y su mente comprende sin mayor esfuerzo el significado concreto de cada una de ellas; pero para el ser humano ordinario y civilizado, «hambre» significa 'fuente del apetito', y «apetito», 'resultado del hambre'. Ambas palabras se han tergiversado. Lo ilustraremos con ejemplos comunes.

Tomemos la sed, por ejemplo. Todos conocemos la sensación de una sed natural y buena, que nos exige un trago de agua fresca; la sentimos en la boca y la garganta, y solo se puede satisfacer mediante lo que la Naturaleza espera: agua fresca. Esta sed natural es similar al hambre natural.

¿Qué diferencia existe entre esta sed natural y el apetito que una persona *desarrolla* por el agua azucarada y de sabores, los batidos helados, la cerveza de jengibre, la gaseosa, los refrescos, etc.? ¿Y entre la sed natural y la sed de cerveza, de bebidas alcohólicas... una vez que se ha desarrollado el gusto? ¿Comenzáis a ver qué queremos decir?

Escuchamos a alguien decir que tiene «mucha sed» de un vaso de refresco, o a alguien decir que tiene «sed» de una bebida alcohólica. No obstante, si estas personas tuvieran realmente sed, o, en otras palabras, si la Naturaleza les estuviera realmente exigiendo líquido, un simple vaso de agua pura sería suficiente; primeramente buscarían agua pura, y el agua pura sería lo que mejor apagaría su sed... Pero no: parece ser que el agua pura no satisfará su sed de refresco o de bebidas alcohólicas. ¿Por qué? Simplemente, porque es un apetito, el antojo de una sed que no es natural, sino todo lo contrario: un apetito anómalo, un gusto viciado. El apetito se crea y la costumbre se desarrolla, y ambos imponen su dominio. Os daréis cuenta de que las víctimas de esta «sed» nada natural sentirán a veces una sed *de verdad*, momento en el que solo buscarán agua y no pensarán en las bebidas alcohólicas. Pensad un segundo: ¿vosotros no hacéis lo mismo? Esto no se trata de un discurso contra el capricho de beber alcohol ni de un sermón sobre la abstinencia, sino de un ejemplo de la diferencia que existe entre un instinto natural y una costumbre adquirida. El apetito es la costumbre adquirida de comer o beber, y tiene poco que ver con el hambre o la sed de verdad.

La gente desarrolla un apetito por el tabaco (en cualquiera de sus formas), el alcohol o el chicle; o por el opio, la morfina, la cocaína o drogas similares. Y una vez que un apetito se adquiere, este se vuelve más fuerte que la demanda natural de comida o bebida, puesto que sabemos que ha habido personas que han muerto de inanición debido a que han gastado todo su dinero en bebida o narcóticos. La gente ha vendido las pertenencias de sus bebés, ha robado e incluso asesinado con el objetivo de colmar su apetito por los narcóticos. Y, no obstante, ¿quién podría llamar hambre a este terrible y caprichoso apetito? Sin embargo, continuamos pensando y llamando hambre a cualquier antojo de *algo* que se debe ingerir, mientras que muchos de estos antojos son un síntoma de apetito equiparable al antojo o deseo de alcohol y de narcóticos.

Los animales inferiores poseen un hambre natural hasta que el contacto con el hombre o la mujer la deteriora, tentándola con golosinas y productos similares a los que llamamos erróneamente comida. El niño pequeño posee un hambre natural hasta que se deteriora de la misma manera. En el niño, el hambre natural es más o menos remplazada por los apetitos que adquiere, cuyo grado depende en gran parte del poder adquisitivo de los padres : cuanto mayor es el poder adquisitivo, mayor es la adquisición del falso apetito. A medida que el niño crece, va perdiendo el recuerdo de lo que realmente es el hambre. De hecho, la gente no considera el hambre como un instinto natural, sino como algo angustioso. A veces, cuando la gente va de acampada, el espacio abierto, el ejercicio y la vida natural le conceden de nuevo el gusto del hambre *de verdad*, y come como escolares, saboreando la comida como no lo ha hecho durante años. La gente siente hambre de verdad y come porque tiene que hacerlo, no por simple costumbre como hace cuando se encuentra en casa y sobrecarga su estómago sin parar.

Hace poco hemos leído algo sobre un grupo de gente adinerada que naufragó durante una excursión por placer en un barco de vela. Estuvieron obligados a vivir con el mínimo de comida durante diez días. Consiguieron lo suficiente para alimentase correctamente, y se deshicieron de las sustancias tóxicas que habían contaminado su sistema durante años. Cuando los rescataron, eran la viva imagen del saludable tono rosado y de los ojos rebosantes de vitalidad, y poseían el precioso regalo de un hambre buena y natural. Algunos de ellos habían padecido de dispepsia durante años ; pero la experiencia de haber pasado diez días con apenas comida, y a un precio elevado, los curó por completo de la dispepsia y de otros problemas similares. Si se curaron « en serio » o no dependerá de que no sustituyan una vez más el hambre por el apetito.

El hambre natural, como la sed natural, se manifiesta a través de los nervios de la boca y de la garganta. Cuando se tiene hambre, el pensamiento o la mención de la comida provoca una sensación peculiar en la boca, la garganta y las glándulas salivales. Los nervios vehiculan una sensación particular; la saliva comienza a fluir, y toda la región manifiesta el deseo de trabajar. El estómago, no obstante, no manifiesta en absoluto ningún síntoma. Se siente que el «sabor» de una comida buena y saludable sería muy placentero. En la región del estómago no existe la sensación de debilidad, de vacío, de retortijón, de «fatiga absoluta»… Estos síntomas que hemos mencionado son característicos de la costumbre del apetito, síntomas que insisten en que la costumbre debe continuar. ¿Os habéis fijado en que la costumbre de beber provoca estos mismos síntomas? La sensación de antojo y de «fatiga absoluta» es característica de estas dos manifestaciones del apetito anómalo. Quien tiene antojo de humo o de tabaco de mascar siente lo mismo.

Una persona se pregunta frecuentemente por qué no puede cenar un plato «como los que su madre hacía». ¿Sabéis la respuesta? Simplemente, porque ha sustituido su hambre natural por un apetito anómalo, y no se siente satisfecha si no colma su apetito, algo imposible de conseguir con la comida casera de antaño. Si el ser humano cultivase su hambre natural mediante el regreso a los principios básicos, volvería a aceptar las comidas de su juventud, encontraría varios platos tan deliciosos como los que hacía su madre, pues sería nuevamente alguien joven.

Os estaréis preguntando qué tiene que ver todo esto con el Hatha-Yoga… Aquí tenéis la respuesta: el yogui ha vencido el apetito, deja que el hambre se manifieste en todo su organismo; disfruta de cada bocado de comida —incluso del mendrugo de pan seco—, de donde obtiene tanto el alimento que necesita como un placer intenso. El yogui come de una manera desconocida para la mayoría de vosotros —que describiremos un poco más tarde—, y para nada es un anacoreta medio muerto de hambre; es, más bien, una persona que se alimenta correctamente al tiempo que disfruta del banquete, pues se ha condimentado a sí mismo con la más picante de las salsas: el hambre.

Capítulo 10
La teoría y práctica yogui de la absorción de Prana a partir de la comida

La astucia de la Naturaleza al combinar varios trabajos en uno solo y al hacer que los trabajos necesarios sean gratos (por tanto, se tiende a realizarlos) se refleja de infinitas maneras. Uno de los ejemplos más impactantes será estudiado en este capítulo. Veremos cómo la Naturaleza se las arregla para realizar varias cosas al mismo tiempo, y cómo hace que múltiples funciones más que necesarias para el sistema físico sean algo agradable.

Comencemos con lo que establece la teoría yogui de la absorción de Prana a partir de la comida. Esta teoría sostiene que en la comida del ser humano y de los animales inferiores existe cierta forma de Prana totalmente necesaria para el mantenimiento de la fuerza y de la energía, y que esta forma de Prana se absorbe de la comida mediante los nervios de la lengua, la boca y los dientes. El acto de la masticación libera este Prana al separar las partículas de la comida en porciones más pequeñas, provocando así que la lengua, la boca y los dientes entren en contacto con el mayor número posible de átomos de Prana. Cada átomo de comida contiene numerosos electrones de comida-Prana, o comida-energía; sus electrones son liberados tanto mediante el proceso de ruptura que tiene lugar durante la masticación como por la acción de unos sutiles componentes químicos de la saliva, cuya existencia ni siquiera han sospechado los científicos modernos, componentes que los exámenes de la Química moderna no pueden discernir, aunque los investigadores demostrarán científicamente su existencia en un futuro. Una vez liberada, esta comida-Prana penetra a través de los nervios de la lengua, la boca y los dientes, atraviesa con facilidad la carne y los huesos y es transportada rápidamente hasta los múltiples almacenes de que consta el sistema nervioso, desde donde se lleva, esta vez, a todas las partes del cuerpo, donde será utilizada como fuente de energía y «vitalidad» para las células. Esta es una exposición somera de la teoría; nos esforzaremos por profundizar en sus detalles a medida que vayamos avanzando.

El estudiante quizás se esté preguntando por qué es necesario extraer esta comida-Prana si el aire se encuentra totalmente lleno de él. Sería un esfuerzo absurdo por parte de la Naturaleza utilizar tanta energía con el objetivo de extraer el Prana de la comida. Pero existe una explicación. Al igual que toda la electricidad es electricidad, todo Prana es simplemente Prana; pero al igual que existen múltiples formas de corriente eléctrica, que generalmente provocan diferentes efectos en el cuerpo humano, existen numerosas manifestaciones o formas de Prana, cada una de las cuales lleva a cabo una función concreta en el cuerpo físico, y todas ellas son necesarias para los diferentes trabajos. El Prana del aire cumple funciones concretas; el del agua, otras; y el que procede de la comida, una tercera serie de funciones. Entrar en los detalles más mínimos de esta teoría yogui sería exceder los objetivos de este libro; por tanto, debemos contentarnos con los planteamientos generales que hemos explicado. El tema principal que tenemos ante nosotros es que la comida contiene comida-Prana necesaria para las necesidades del cuerpo humano, y solo se puede extraer como hemos explicado más arriba, es decir, mediante la masticación de la comida y la absorción del Prana realizada por los nervios de la lengua, la boca y los dientes. Ahora, consideremos qué planes tiene la Naturaleza al combinar dos funciones importantes en el acto de masticación y de insalivación.

En primer lugar, la intención de la Naturaleza es que cada partícula de comida se mastique y se sature de saliva completamente antes de ser tragada; cualquier descuido en lo que a ello respecta tendrá como consecuencia —con toda seguridad— una digestión imperfecta. La masticación meticulosa es un hábito natural que se ha descuidado a causa de las exigencias de los hábitos de vivir artificiales que han florecido en nuestra civilización. La masticación es necesaria para romper la comida, haciendo así que se pueda tragar con facilidad e, igualmente, que se pueda mezclar con la saliva y los jugos digestivos del estómago y del intestino delgado. La masticación favorece la producción de saliva, algo más que necesario en el proceso de digestión. La insalivación de la comida forma parte del proceso digestivo; la saliva lleva a cabo un trabajo concreto que no pueden realizar los otros jugos digestivos.

Los fisiólogos enseñan de manera muy acertada que una masticación y una insalivación minuciosas de la comida son prerrequisitos para una digestión correcta, y que suponen una parte importantísima del proceso. Algunos especialistas han ido mucho más lejos y han otorgado a los procesos de masticación e insalivación mucha más importancia que el resto de fisiólogos. Una autoridad en particular, Horace Fletcher, un escritor estadounidense, escribió de manera rotunda sobre esta cuestión, y aportó pruebas sorprendentes de la importancia de esta función y este proceso del cuerpo físico. De hecho, Fletcher recomienda una forma concreta de masticar que se corresponde muy de cerca con la costumbre yogui, aunque él lo hace debido al maravilloso efecto que tiene sobre la digestión, mientras que los yoguis ponen en práctica un sistema similar basado en la teoría de la absorción de la comida-Prana. La verdad es que se llevan a cabo todos los resultados: forma parte de la estrategia de la Naturaleza el que la trituración de la comida en porciones más pequeñas, el proceso digestivo del que se ocupa la saliva y la absorción de comida-Prana sean realizados de manera simultánea, en un acto de ahorro de energía increíble.

En el estado natural del ser humano, la masticación era un proceso más que agradable, y lo mismo ocurre en los animales inferiores y en los niños de la raza humana actual. El animal mastica y masca su comida con el máximo entusiasmo; el niño chupa, mastica y mantiene el alimento en la boca mucho más tiempo que el adulto... hasta que sus padres le enseñan a adquirir la costumbre de engullir la comida. Fletcher, en sus libros sobre esta cuestión, opina que es el sabor lo que proporciona ese placer derivado del proceso de masticación e insalivación; pero según la teoría yogui, mientras que es cierto que el sabor tiene mucho que ver con ello, existe algo más, una sensación de satisfacción indescriptible obtenida al mantener la comida en la boca, dándole vueltas con la lengua, masticándola, permitiendo que se disuelva lentamente y que sea tragada de manera casi inconsciente. Fletcher sostiene —y creemos que es correcto— que mientras siga habiendo una partícula de sabor en la comida, aún queda alimento que extraer; nosotros sostenemos, además, que existe otra sensación que, cuando se manifiesta, nos proporciona una particular satisfacción en el hecho de no deglutir la comida, una sensación que continúa hasta que (casi) toda la comida-Prana se extrae de esta. Si seguís —aunque sea en parte— la manera yogui de comer, notaréis que no «renunciáis» a la comida y que, en vez de engullirla inmediatamente, dejáis que poco a poco se desintegre en la boca hasta que ya no quede nada. Esta sensación se experimenta tanto con las comidas más simples, poco atractivas por su sabor, como con las comidas que os resultan especiales por su sabor particular.

Describir esta sensación es casi imposible, puesto que no se ha inventado una palabra en español para ello, y porque su existencia no ha sido ratificada al completo por las razas Occidentales. Lo mejor que podemos hacer es compararla con otras sensaciones, con el riesgo de que se nos acuse de exponer una comparación o ilustración ridícula.

Todos conocéis la sensación que a veces experimentamos ante la presencia de una persona muy «magnética», ese sentimiento indescriptible de absorción de la fuerza o la «vitalidad». Algunas personas tienen tanto Prana en su sistema que constantemente «se desbordan» y lo entregan a los demás; el resultado es que a los demás les gusta estar con esas personas, les cuesta mucho alejarse de ellas. Este es un ejemplo. Otro es la sensación que sentimos cuando estamos cerca de la persona a la que amamos. En este caso, existe un intercambio de «magnetismo» —un pensamiento cargado de Prana—, el cual nos revitaliza. El beso que nos da la persona a la que amamos está tan cargado de «magnetismo» que sentimos una excitación que nos recorre de arriba abajo. Estas son ilustraciones imperfectas de lo que intentamos describir. El placer que se obtiene comiendo correctamente no se trata solo de una cuestión de sabor, sino que proviene de lo que se siente al absorber el «magnetismo» o Prana, como en los ejemplos que acabamos de mencionar, aunque ambos puedan provocar una pequeña sonrisa o sonar ridículos… hasta que el carácter único de esas dos manifestaciones de energía se percibe finalmente.

Cuando hemos vencido el falso apetito, frecuentemente considerado como hambre, podemos masticar un mendrugo de pan integral y no solo el sabor del alimento que contiene nos satisface, sino que disfrutamos de la sensación de la que hemos hablado con tanto interés. Deshacerse del falso apetito y volver a abrazar los planes de la Naturaleza requiere un poco de práctica. La más nutritiva de las comidas proporcionará la mayor de las satisfacciones al gusto normal, y no debemos olvidar el hecho de que la comida-Prana se encuentra en la comida en una cantidad directamente proporcional a su porcentaje de alimento: otro ejemplo más de la sabiduría de la Naturaleza.

El yogui come lentamente, masticando cada bocado tanto tiempo como «le apetezca», es decir, mientras ese bocado le aporte satisfacción. En la mayoría de los casos, esta sensación dura mientras exista comida en la boca. Los procesos involuntarios de la Naturaleza hacen que la comida sea disuelta poco a poco y, posteriormente, tragada. El yogui mueve sus mandíbulas lentamente, permitiendo así que la lengua acaricie la comida y que los dientes la perforen con ternura; sabe que de esta forma extrae la comida-Prana gracias a los nervios de la boca, la lengua y los dientes; sabe que está recibiendo fuerza y vitalidad, que está reabasteciendo su depósito de energía. Al mismo tiempo, es consciente de que está preparando su comida de la manera requerida para los procesos digestivos realizados en el estómago y en el intestino delgado, de que está dando a su cuerpo el material necesario para la construcción del cuerpo físico. Quienes sigan la manera yogui de comer obtendrán de su comida una cantidad de alimento muy superior a la que obtiene una persona corriente, pues se obliga a cada pizca a aportar el máximo alimento posible. En el caso de una persona que engulle su comida medio masticada e insuficientemente saturada de saliva, se desperdician grandes cantidades, que pasan al sistema convertidas en una putrefacta masa en fermentación. Al seguir la manera yogui, ninguna sustancia pasa al sistema en forma de desecho, excepto las verdaderas sustancias de desecho; cada partícula de alimento se extrae de la comida, y se absorbe la máxima cantidad de átomos de comida-Prana.

La masticación tritura la comida en partículas más pequeñas, permitiendo así que los fluidos de la saliva las saturen; los jugos digestivos de la saliva llevan a cabo su trabajo, y los otros jugos (que hemos mencionado más arriba) actúan sobre los átomos de comida de tal manera que liberan la comida-Prana, la cual será absorbida por el sistema nervioso. La acción de las mandíbulas, la lengua y los carrillos durante el acto de la masticación transmite a la comida un movimiento gracias al cual los nervios, que están listos para extraer la comida-Prana, pueden acceder a nuevos átomos. El yogui mantiene la comida en la boca, masticándola lenta y concienzudamente, permitiendo que sea poco a poco tragada gracias al proceso involuntario del que hemos hablado más arriba; experimenta el máximo placer procedente de la extracción de Prana. Podéis haceros una idea de esto: llevaos a la boca una porción de comida y masticadla lentamente, haciendo así que se desintegre poco a poco en vuestra boca, como si de un terrón de azúcar se tratara. Os sorprenderéis al daros cuenta de la meticulosidad con la que se lleva a cabo el trabajo involuntario de la deglución: la comida cede su comida-Prana; acto seguido, se desintegra poco a poco; y al final, alcanza el estómago. Coged un mendrugo de pan, por ejemplo, y masticadlo a conciencia con el pensamiento de cuánto tiempo permanecerá en vuestra boca. Veréis que nunca os lo «tragaréis» de la manera habitual, sino que desaparecerá gradualmente tal y como ya hemos explicado, tras haber sido reducido progresivamente a una masa pastosa y cremosa. Ese pequeño mendrugo de pan os dará el doble de alimento que un pedazo de igual tamaño comido de la manera corriente, así como el triple de comida-Prana.

Otro ejemplo interesante es el caso de la leche. La leche es un líquido y, por tanto, no necesita un proceso de «ruptura» como la comida sólida; sin embargo, no debemos olvidar un hecho comprobado mediante delicados experimentos: un cuarto de la leche que, simplemente, se deja que descienda a través de la garganta no aporta ni la mitad del alimento o comida-Prana que se obtendría de la misma cantidad de leche sorbida poco a poco, dejada en la boca un momento hasta que se «desintegre». El bebé que extrae la leche del pezón o de un biberón realiza un movimiento de succión, mueve la lengua y los carrillos, provocando así un aumento en la secreción de un líquido glandular que libera la comida-Prana y que tiene además un efecto químico digestivo sobre la propia leche, a pesar del hecho de que un bebé joven no secreta saliva de verdad, la cual no aparece hasta que le salen los dientes.

Recomendamos a nuestros estudiantes que pongan a prueba en ellos mismos lo que hemos mostrado en estas líneas. Cuando tengáis suficiente tiempo, masticad lentamente, dejad que la comida se desintegre poco a poco en vez de tragarla de manera deliberada. Esta « desintegración » de la comida solo puede conseguirse cuando, mediante la masticación, se convierte en una pasta cremosa totalmente saturada de saliva, es decir, cuando las partículas de comida pasan a un estado semidigerido y su Prana ya se ha extraído. Intentad comer una manzana de esta forma : la sensación de haber comido un trozo de comida bastante grande y la del aumento de fuerza que experimentaréis os sorprenderán.

Sabemos de sobra que una cosa es que los yoguis se tomen su tiempo para comer de esta forma, y otra, que los apresurados empresarios Occidentales hagan lo mismo : no esperamos que todos nuestros lectores cambien una costumbre de años de la noche a la mañana. Pero estamos seguros de que practicar un poco este método de comer hará que el cambio termine por llegar, y sabemos que su práctica ocasional pronto provocará una mejora considerable en la forma diaria de masticar la comida. También sabemos que el estudiante conocerá una nueva satisfacción, un placer adicional al comer, y pronto aprenderá a comer « con ternura », es decir, se sentirá reacio a dejar que el bocado desaparezca de su boca. Un nuevo mundo de sabores se abre a la persona que aprende a seguir este plan, y obtendrá mucho más placer comiendo que antes ; además, su digestión mejorará, y tendrá mucha más vitalidad porque habrá obtenido una mayor cantidad de alimento y de comida-Prana.

Para quien dispone de tiempo y oportunidad, es posible, llevando este plan hasta el extremo, obtener una cantidad casi increíble de alimento y fuerza a partir de una cantidad de comida relativamente pequeña en comparación, pues prácticamente no existirá el desperdicio, tal y como se puede demostrar mediante la observación de la materia de desecho que pasa al sistema. Los que sufren de malnutrición y de una vitalidad deficiente descubrirán que vale la pena seguir este plan, al menos en parte.

Se piensa que los yoguis no comen mucho; sin embargo, ellos comprenden perfectamente la necesidad y el valor de una nutrición perfecta, y siempre mantienen su cuerpo bien alimentado y reabastecido de materiales de construcción. El secreto, como veréis claramente, es que los yoguis no desperdician casi nada del alimento de la comida, ya que extraen prácticamente todo lo que contiene; no saturan su sistema de sustancias de desecho, las cuales atascan la maquinaria y provocan un desperdicio de energía al ser necesaria su expulsión; obtienen el máximo alimento de la mínima comida, un suministro completo de comida-Prana de una pequeña cantidad de materia.

Si no podéis poner totalmente en práctica esta enseñanza, podéis experimentar una gran mejora siguiendo los métodos de los que hemos hablado. Simplemente, os damos los principios generales. Investigad el resto por vuestra cuenta; experimentad vosotros mismos: esta es la única forma de aprender algo.

Hemos repetido varias veces en este libro que la actitud mental ayuda físicamente en el proceso de absorción del Prana. Es cierto que el Prana se absorbe del aire y, también, de la comida-Prana. Tened presente que estáis absorbiendo todo el Prana contenido en un bocado de comida. Combinad este pensamiento con el de «alimento» y seréis capaces de hacer mucho más de lo que podéis hacer sin ellos.

Capítulo 11
Unas palabras sobre la comida

Nuestra intención es dejar la cuestión de la elección de la comida a nuestros estudiantes. No obstante, aunque personalmente prefiramos ciertas comidas, ya que pensamos que los mejores resultados se obtienen sirviéndose de ellas, reconocemos que es imposible modificar los hábitos de toda una vida en un solo día. El individuo debe guiarse por su propia experiencia y el incremento de su conocimiento, en vez de por las declaraciones dogmáticas de los demás. Los yoguis prefieren una dieta vegetariana, tanto por razones higiénicas como por la aversión Oriental a comer carne animal. El estudiante yogui más avanzado prefiere una dieta a base de frutas, frutos secos, aceite de oliva, etc., acompañados de un tipo de pan ácimo realizado con trigo integral. Pero cuando se encuentra en compañía de los que siguen reglas dietéticas diferentes de las suyas, no duda en adaptarse —en mayor o menor medida— a las nuevas condiciones, y no se vuelve un estorbo para sus anfitriones, sabiendo que si sigue el plan yogui de masticar la comida lentamente, su estómago sabrá bien qué hacer con lo que come. De hecho, algunas de las cosas más indigeribles del menú moderno se pueden comer perfectamente si se sigue este sistema.

Escribimos este capítulo pensando en los yoguis viajeros. No es nuestro deseo forzar a nuestros estudiantes a aceptar unas reglas arbitrarias. El ser humano debe crecer en un método más racional de comer, en lugar de que se le imponga uno de repente. Es difícil adoptar una dieta no basada en carne cuando se está acostumbrado a la carne animal desde siempre; es igual de difícil seguir un régimen de comida cruda cuando se está acostumbrado a comer platos cocinados desde siempre. Todo lo que os pedimos es que reflexionéis un poco sobre esta cuestión y que confiéis en vuestro instinto a la hora de escoger la comida, manteniendo una variedad tan grande como sea posible. El instinto, si confiáis en él, hará que elijáis aquello que necesitáis para esa comida en particular; es preferible confiar en el instinto antes que atarse a una dieta fija e inmodificable. Comed lo que os apetezca siempre y cuando mastiquéis lenta y meticulosamente; ampliad la gama de opciones posibles. En este capítulo, hablaremos sobre ciertas cosas que el ser humano racional evitará, aunque lo hará simplemente a modo de consejo general. Con respecto a la cuestión de no comer carne, pensamos que la humanidad poco a poco llegará a sentir que la carne no debería formar parte de su dieta natural; creemos que una persona debe desarrollar ese sentimiento y no dejar que se extinga, ya que «anhelar» las ollas de carne de Egipto es prácticamente tan malo como participar en el festín. El ser humano dejará de desear carne, conforme se desarrolle, pero hasta que ese momento llegue, cualquier restricción que se imponga al hábito de comer carne no le supondrá ningún beneficio. Somos conscientes de que muchos de nuestros lectores pueden considerar esto como heterodoxo, pero no podemos evitar ese hecho. Nuestras declaraciones superarán el examen de la experiencia.

Si nuestros estudiantes se interesan por la cuestión de las ventajas relativas de ciertos tipos de comida, que lean algunos de los excelentes trabajos que han sido escritos sobre ello en estos últimos años. Pero que lean sobre los varios aspectos de la cuestión sin dejarse llevar por la novedad particular del autor cuyo libro tienen delante. Es interesante e instructivo leer sobre los valores nutritivos de los productos que se encuentran sobre nuestra mesa; un conocimiento así llevará poco a poco hacia una dieta más racional. Pero estos cambios deben ser el resultado de la reflexión y la experiencia, no de la mera intención de una persona que se lo toma como una afición. Sugerimos que nuestros estudiantes consideren si comen demasiada carne, si viven a base de demasiada materia grasa, si comen suficiente fruta, si el pan de trigo integral no sería una buena incorporación para sus dietas y si no se permiten demasiados pasteles y «platos preparados». Si nos pidieran que les diésemos una regla general con respecto a la comida, podríamos decir: consumid una comida variada; evitad los platos «ricos»; no comáis demasiada grasa; cuidado con la sartén; no comáis demasiada carne; evitad, fundamentalmente, la carne de cerdo y ternera; haced que vuestro hábito de comer se incline por la comida simple y sencilla, en lugar de por los platos elaborados; atención a la repostería; extirpad los pasteles de la lista; masticad lenta y meticulosamente, teniendo en cuenta lo que hemos visto en capítulos anteriores; y que la comida no os asuste, porque si la consumís adecuadamente, no os hará daño.

Pensamos que es mejor que la primera comida del día sea ligera, ya que no existe mucho desgaste que reparar por la mañana porque el cuerpo ha estado descansando por la noche. Si es posible, haced un poco de ejercicio antes del desayuno.

Si conseguís volver a acostumbraros a la forma de masticar natural y experimentáis la sensación que procede de una forma de comer adecuada, el anómalo apetito que habéis adquirido con los años desaparecerá de vosotros, el hambre natural regresará. Cuando el hambre natural esté con vosotros, el instinto sentirá muchas ganas de escoger para vosotros comida nutritiva, y vosotros sentiréis inclinación por lo que os aporte justo el alimento que necesitáis en un momento concreto. El instinto del ser humano es un buen guía, siempre y cuando la indulgencia con respecto a los platos absurdos tan comunes en estos días —que crean el falso apetito— no lo haya estropeado.

Si os sentís «fuera de lugar», no tengáis miedo de «extirpar» una comida, y dad al estómago la oportunidad de deshacerse de lo que ha recibido. Una persona puede permanecer sin comer durante cierto número de días sin ningún peligro, aunque no recomendamos los ayunos prolongados. No obstante, pensamos que el estómago debe descansar durante una enfermedad para que la energía que se recupera pueda ser aprovechada para la expulsión de la materia de desecho que ha causado el problema. Veréis que los animales dejan de comer cuando están enfermos: se tumban hasta que recuperan la salud, momento en el que vuelven a la tarea de comer. Podemos beneficiarnos mucho de esta lección.

No queremos que nuestros estudiantes se vuelvan unos «excéntricos de la comida» que pesan, miden y analizan cada bocado de comida. Este método no es nada natural, y pensamos que tomar un rumbo así terminaría por generar miedos y por llenar el instinto de todo tipo de ideas erróneas. Creemos que un plan mucho mejor consiste en tomar las precauciones normales y guiarse por el juicio a la hora de escoger la comida; hecho esto, no es necesario seguir preocupándose: tan solo debemos comer con el pensamiento de «alimento y fuerza», masticando la comida como hemos explicado, sabiendo que la Naturaleza hará bien su trabajo. Manteneos tan cerca de la Naturaleza como os resulte posible; dejad que sus planes sean vuestro estándar de medición. La comida no asusta a la persona fuerte y sana, y lo mismo debería ocurrir con la persona que desea estar así. Sed felices, respirad, comed y vivid correctamente, y no tendréis la ocasión de realizar un análisis químico de cada bocado de comida. No tengáis miedo de confiar en vuestro instinto, puesto que, después de todo, él es el guía natural del ser humano.

Capítulo 12
Las cenizas del sistema

Este capítulo no gustará a quienes aún se encuentran atados a las antiguas nociones sobre la impureza del cuerpo, o de cualquiera de sus partes. Los que prefieran ignorar la existencia de ciertas funciones importantes del cuerpo físico, y sientan vergüenza ante el pensamiento de que ciertas funciones físicas forman parte de nuestra vida diaria, no disfrutarán de este capítulo, y quizás lo vean como una mancha en el libro, algo que deberíamos haber omitido, ignorado. A esos lectores les diríamos que no vemos utilidad alguna (pero sí mucho daño) en seguir la técnica del avestruz de ese antiguo cuento, el cual, temeroso de sus predadores, enterraba la cabeza en la tierra y, al perder de vista lo que odiaba, ignoraba su existencia... hasta que estos llegaban a su altura y lo capturaban. Nosotros sentimos tanto respeto por todo el cuerpo humano y por cada una de sus partes y funciones que somos incapaces de considerar que algo suyo sea impuro o «no bonito». Y no vemos sino un disparate en la conducta que se niega a considerar y discutir sobre las funciones a las que nos hemos referido, o sobre otras. El resultado de la conducta convencional de esquivar los temas desagradables ha sido que gran parte de la raza sufra enfermedades y tenga una mala salud, provocadas por ese disparate. Para muchos de los que lean este capítulo, lo que decimos supondrá una nueva revelación; los que ya tienen conocimiento de ello agradecerán la verdad expresada en este libro, pues saben que, si prestan atención, podrán beneficiarse. Intencionadamente, hablaremos de manera clara sobre las cenizas del sistema, las sustancias de desecho del cuerpo.

Hablar sobre esto es necesario, es evidente por el hecho de que al menos tres cuartos de la población actual sufren, en mayor o menor grado, estreñimiento y sus desastrosos resultados. Esta afección es totalmente contraria a la Naturaleza, y su causa se combate con tanta facilidad que apenas podemos imaginar por qué sigue existiendo esta situación. Existe una sola respuesta: la ignorancia de la causa y de la cura. Si estamos en condiciones de ayudar en la tarea de eliminar esta maldición de la raza, haciendo así que las personas regresen a la Naturaleza mediante la restauración de las condiciones normales, no nos importará la expresión de disgusto en la cara de quienes, tras haber leído este capítulo, pasen a temas más agradables; pero son justamente este tipo de personas las que más necesitan los consejos a este respecto.

Quienes hayan leído el capítulo de este libro sobre los órganos de la digestión recordarán que aparcamos la cuestión en el momento en el que la comida se encontraba en el intestino delgado, donde era absorbida y tomada por el sistema. Nuestro siguiente punto será considerar qué ocurre con los productos de desecho de la comida —el material que no se utiliza— después de que el sistema haya tomado todos sus nutrientes.

Aquí estaría bien decir que quienes siguen el plan yogui de comer, como expusimos en capítulos anteriores, poseerán una cantidad de materia de desecho mucho menor que el hombre o la mujer corriente que deja que la comida alcance el estómago parcialmente preparada para la digestión y la asimilación. Una persona corriente desperdicia, al menos, la mitad de lo que come; la materia de desecho de quien sigue la práctica yogui es relativamente pequeña y mucho menos nociva que la de la persona corriente.

Para comprender esta cuestión, debemos echar un vistazo a los órganos del cuerpo implicados en el proceso. El colon, una porción del intestino grueso, es la parte del cuerpo que debemos considerar. El colon es un canal grande de metro y medio de longitud: pasa del lado inferior derecho del abdomen al superior; luego, al lado superior izquierdo, y vuelve a descender hasta el lado inferior izquierdo, donde realiza una especie de curva o recodo y se va estrechando hasta que termina en el recto, la salida de las sustancias de desecho.

El intestino delgado desemboca en el colon a través de un pequeño mecanismo de trampilla, en el lado inferior derecho del abdomen; esta trampilla está diseñada para permitir que la materia la atraviese y no pueda volver atrás. Con forma de gusano, el apéndice, el lugar donde se produce la apendicitis, se encuentra justo bajo esta entrada. El colon asciende por el lado derecho del abdomen; luego, se curva y pasa al lado superior izquierdo; y a continuación, desciende hasta el lado inferior izquierdo, donde se localiza esa curva o recodo particular llamada flexión sigmoidea, tras la cual se encuentra el recto, un canal más pequeño que conduce al ano, el orificio del cuerpo por donde la materia de desecho es expulsada.

El colon es una inmensa alcantarilla a través de la cual fluyen libremente las sustancias de desecho del sistema. La Naturaleza tiene intención de que estas sustancias se eliminen con rapidez, y, en su estado natural, el ser humano, al igual que los animales, no demora este proceso de eliminación. Pero conforme se vuelve «civilizado», no encuentra ningún inconveniente en desoír las llamadas de la Naturaleza, hasta que, al final, ella se cansa de llamarle la atención y se marcha para ocuparse de otras de las muchas tareas que le incumben. El individuo ayuda en este estado anómalo e innatural al descuidar la ingesta de la cantidad suficiente de agua. No solo no aporta al colon el líquido necesario para humedecer y ablandar los desechos en su camino a través del sistema: también deja que su cuerpo se quede tan escaso de líquido que la Naturaleza, en un acto desesperado, extrae de las paredes del colon el agua de que ya dispone el organismo; a falta de conseguir la fresca agua de primavera que necesita para su trabajo, la Naturaleza debe conformarse con agua de cloaca. ¡Imaginad las consecuencias! El ser incapaz de hacer que la materia de desecho circule libremente por el colon produce el estreñimiento, que es fuente de incontables casos de mala salud cuya verdadera naturaleza ni siquiera se sospecha. Mucha gente cuyos intestinos se mueven diariamente está estreñida en realidad, aunque no lo saben. La materia de desecho se incrusta en las paredes del colon —parte de ella permanece durante días—, y solo deja un pequeño canal central por el que circula lo que se necesita que circule.

El estreñimiento consiste en un estado en el que el colon no se encuentra del todo limpio y libre de incrustaciones de materia fecal.

Un colon lleno, o parcialmente lleno, de materia fecal antigua es una fuente de veneno para el sistema al completo. El colon posee paredes que absorben su contenido. La experiencia médica demuestra que el alimento inyectado en el colon es rápidamente absorbido e integrado en la sangre. Los medicamentos que se inyectan de esta forma alcanzan otras partes del sistema. Como acabamos de decir, el sistema absorbe el líquido de la materia fecal; el agua residual es utilizada para realizar el trabajo natural debido a la falta de líquidos más puros. Es casi increíble el tiempo que la materia fecal antigua permanece en un colon estreñido. Se han registrado casos en los que, al limpiar el colon, se han visto entre la materia fecal antigua huesos de cerezas que se habían comido varios meses antes. Los catárticos no eliminan esta materia fecal antigua, pues simplemente ablandan lo que se encuentra en el estómago y en el intestino delgado, y lo conducen a través del pequeño espacio abierto que existe en la materia fecal endurecida que recubre las paredes de un colon muy estreñido. En algunas personas, el colon presenta tantas incrustaciones de heces endurecidas —casi tan sólidas como la hulla— que su abdomen se encuentra duro e hinchado. Esta materia de desecho antigua es a veces tan pestilente que se convierte en un nido de gusanos que depositan sus huevos en el colon. La materia de desecho, o heces, que pasa del intestino delgado al colon se trata de una sustancia pastosa: si los intestinos están limpios y despejados, y sus movimientos son naturales, se encontrará en un estado más sólido y su color será más claro. Cuanto más tiempo esté retenida la materia fecal en el colon, más dura y seca se vuelve y más oscuro será su color. Cuando no se toma la cantidad de líquido suficiente, la llamada de la Naturaleza se aplaza hasta un momento más conveniente, y después se olvida, provocando un proceso de endurecimiento y secado. Cuando, más tarde, se produce el acto, solo se evacua una porción de las heces, mientras que el resto permanece adherido al colon. Al día siguiente, se añade más materia, y así sucesivamente hasta que aparece un caso de estreñimiento crónico, acompañado de todos sus males, como la dispepsia, trastornos biliares, problemas del hígado y del riñón… De hecho, todas estas afecciones están relacionadas directamente con este estado inmundo del colon. La mitad de los problemas femeninos están causados o agravados por esta situación.

La sangre absorbe la materia fecal al cabo de dos días : el cuerpo desea y necesita líquido, es un esfuerzo desesperado de la Naturaleza por expulsar la materia de desecho a través de la piel, los riñones y los pulmones. La transpiración exagerada y la respiración viciada están provocadas por este esfuerzo por deshacerse de lo que debería haber atravesado el colon. La Naturaleza conoce el enorme peligro que representa permitir que esta masa inmunda permanezca en el sistema ; por tanto, recurre a un plan desesperado para expulsarla por otros medios, incluso con el riesgo de medio contaminar la sangre y el cuerpo. La mejor prueba del número de dolencias y enfermedades provocadas por este estado anómalo del colon es que cuando la causa se elimina, los individuos comienzan a recuperarse de muchas enfermedades aparentemente no relacionadas con dicha causa. Además del hecho de que estas enfermedades estén causadas y agravadas por este estado del colon, es otro hecho el que un individuo tenga mucha mayor tendencia a contraer enfermedades contagiosas —como la fiebre tifoidea— cuando su descuidado colon se convierte en un nido de los gérmenes que causan estas afecciones. De hecho, quien mantiene su colon limpio y sano tiene un riesgo muy pequeño de contraer este tipo de enfermedades. Imaginad cuál debe ser el resultado cuando existe una alcantarilla en nuestro interior : ¿existe alguna duda de que las enfermedades causadas por condiciones externas insalubres también se desarrollan cuando las condiciones en el interior del cuerpo son similares? Usad un poco la razón, amigos.

Ahora que hemos conseguido fijar vuestra atención en el foco de tantos problemas (podríamos llenar cientos de páginas con apuntes aún más densos sobre este tema), quizás estéis en condiciones de preguntar : « Bueno, creo que todo esto es cierto y que aporta una explicación a gran parte de lo que me perturba, pero ¿qué debo hacer para deshacerme de este estado inmundo y recobrar y mantener una salud normal? ». He aquí nuestra respuesta : en primer lugar, deshaceos de la anómala acumulación de inmundicia ; y luego, manteneos sanos y limpios siguiendo las leyes naturales. Nos esforzaremos por mostraros cómo hacer ambas cosas.

Si las incrustaciones fecales en la pared del colon son escasas, podemos deshacernos de ellas consumiendo más líquidos, estimulando los movimientos del intestino y recurriendo a la inteligencia de las células del estómago (como hemos descrito en capítulos anteriores). Pero, ya que la mitad de los que se están preguntando esto tienen un colón más o menos lleno de materia fecal antigua, endurecida, incrustada y casi de color verde, que ha permanecido ahí durante meses o quizás más, debemos dar también un remedio más radical. Ya que se han alejado de la Naturaleza al contraer este problema, es necesario ayudarla un poco restaurando las condiciones perdidas para que, de esta forma, pueda disponer de un colon limpio con el que trabajar. Recurriremos al reino animal.

Hace muchos siglos, los nativos de la India se dieron cuenta de que ciertas aves de la familia Ibis —aves con un pico largo— regresaban tras días de viaje por el interior del país en un estado lamentable, provocado tanto por haber comido una baya muy astringente como por haber pasado días donde no había agua que beber. Esta ave alcanzaba los ríos casi exhausta, tan débil que apenas podía volar. El ave se llenaba el pico de agua del río, se lo introducía en el recto e inyectaba el agua en el intestino, lo que le aliviaba durante un tiempo. El ave repetía este proceso varias veces hasta que su intestino estuviera totalmente lleno; luego, se posaba para descansar unos minutos hasta que se recuperase. Tras haber bebido libremente del río, se alejaba volando, tan robusta y enérgica como siempre.

Al percatarse de este hecho, así como de sus maravillosos efectos, los jefes y sacerdotes de las tribus comenzaron a reflexionar sobre esta cuestión; al final, alguien sugirió que deberían probarse sus beneficios en una persona anciana que, debido a sus hábitos sedentarios y su falta de actividad, se había alejado de la Naturaleza y sufría de estreñimiento. De esta forma, fabricaron con cañas una primitiva herramienta parecida a una jeringuilla, que inyectaría agua de río caliente en los intestinos de los ancianos que sufrían de estreñimiento. Los resultados fueron magníficos: los ancianos recobraron todo el vigor de la vida, se casaron con mujeres jóvenes y comenzaron nuevamente a participar en las tareas de la tribu, así como a retomar sus posiciones como jefes ante el asombro de los hombres más jóvenes, quienes habían considerado a los ancianos «fuera de combate». Los ancianos de otras tribus escucharon hablar sobre este hecho y comenzaron, según cuentan, a pasar de ser transportados sobre los hombros de los jóvenes a caminar sin ninguna ayuda. A todas luces, estas primitivas inyecciones debían de ser más que protagonistas, pues, cuando el tratamiento finalizaba, el colon de los ancianos de la tribu estaba inmaculado y en un estado que le permitía eliminar todo el veneno del sistema. Pero no vamos a abogar por este tratamiento : nosotros no somos integrantes de una tribu.

La condición anómala requiere que ayudemos temporalmente a la Naturaleza en la expulsión de la materia inmunda acumulada en el colon. Y la mejor forma para deshacerse de ella de una vez por todas consiste en seguir el ejemplo del ave y de los ancianos hindúes, con la ayuda de este perfecto sistema milenario. Todo lo que se necesita es una jeringuilla de bulbo corriente y barata. La noche es el mejor momento para probarlo : aspirad medio litro de agua caliente, tan caliente como el tacto pueda soportar cómodamente, e inyectaos el agua en el intestino con la jeringuilla ; después, mantened el agua en el colon durante algunos minutos ; y luego, dejad que el sistema la expulse. A la noche siguiente, tomad un litro de agua caliente y repetid el proceso. Saltaos una noche, y a la segunda noche que sigue, repetidlo con litro y medio. Luego, saltaos dos noches, y a la tercera noche que sigue, repetidlo con dos litros. Os acostumbraréis poco a poco a retener el agua en el colon, la cual limpiará la materia antigua, eliminando los fragmentos sueltos y rompiendo la materia endurecida. Que no os asuste utilizar dos litros : el colon puede contener mucho más, e incluso algunos utilizan inyecciones de cuatro litros, pero nosotros pensamos que esa cantidad es excesiva. Masajeaos el abdomen antes y después de cada inyección, y practicad la Respiración Completa yogui tras haber aplicado el enema para estimularos y regular la circulación.

El resultado de estas inyecciones no será digno de los gustos estéticos… pero la cuestión es deshacerse de la materia fecal de una vez por todas. El contenido que el colon expulsa gracias a estas inyecciones es de una naturaleza más que ofensiva y desagradable ; pero, sin ninguna duda, es mucho mejor que esté fuera a que esté dentro del sistema : es igual de sucio tanto en un lugar como en el otro. Han llegado a nuestros oídos casos en los que la cantidad de materia fecal era muy elevada, dura y verde como el cobre corroído, y el hedor que desprendía era una prueba más que convincente del daño que habría supuesto retener esa materia en el sistema. Es cierto: no es una lectura agradable, pero es necesaria para darse cuenta de la importancia de esta depuración interna. Veréis que durante la semana en la que limpiáis el colon, tendréis unos movimientos intestinales escasos o poco naturales. No os preocupéis por ello, pues están provocados por el agua que limpia lo que debería haber sido evacuado en las heces. Dos días después de que la limpieza haya terminado, comenzaréis a sentir movimientos intestinales normales y naturales.

No obstante, queremos hacer hincapié en el hecho de que no abogamos por el uso continuo de estas inyecciones: no lo consideramos un hábito natural; además, creemos que los hábitos naturales continuados harán que los movimientos intestinales de una persona vuelvan a ser naturales, sin necesidad de ninguna ayuda exterior. Abogamos por el uso de las jeringuillas solamente como una medida preliminar para limpiar las acumulaciones antiguas. No obstante, no vemos ningún daño en el uso de las inyecciones, digamos, una vez al mes, como un remedio preventivo contra la reaparición de las antiguas condiciones. Existen muchas escuelas en Estados Unidos que defienden el uso de las inyecciones diariamente; pero no podemos estar de acuerdo con ellos, ya que nuestro lema es «Regresar a la Naturaleza», y pensamos que la Naturaleza no pide el uso diario de este remedio. Los yoguis creen que una gran cantidad de agua pura y fresca, así como ir al baño de manera regular y un poco de «conversación» con los intestinos, serán más que suficientes para proteger a una persona contra el estreñimiento.

Tras la semana de tratamiento (e incluso antes), comenzad a beber agua de manera normal, como explicamos en el capítulo al respecto. Tomad dos litros de líquido cada día y experimentaréis una mejora notable. Luego, comenzad el hábito de ir al baño todos los días a la misma hora, tanto si os lo pide el cuerpo como si no. Así fijaréis poco a poco el hábito, y la Naturaleza es una ferviente seguidora de los hábitos. Insistimos en el hecho de que podéis sentir auténtica necesidad de evacuar sin que seáis conscientes de ello, ya que, a base de hacerles caso omiso, habéis rechazado la llamada de vuestros nervios; por tanto, tendréis que comenzar todo desde el principio. No olvidéis esto; es simple, pero efectivo.

Veréis, además, que resulta beneficioso darse consejos a uno mismo mientras se sorbe una taza llena de agua. Decíos: « Estoy bebiendo esta agua para aportar a mi sistema el líquido que necesita. Hará que mis intestinos se muevan con libertad y de forma regular, como quiere la Naturaleza». Tened siempre presente la idea de lo que intentáis llevar a cabo: podréis obtener los resultados más rápidamente. Puede pareceros una idea absurda… hasta que comprendáis la filosofía que hay detrás de ella. Os diremos cómo hacerlo ahora, y hablaremos sobre esta filosofía en otro capítulo.

Se trata de «hablar» con vuestro intestino. Dad al abdomen (encima del lugar donde se encuentra el colon) suaves palmaditas y decid: «Colon, te he limpiado y refrescado como es debido. Te estoy dando la cantidad de líquido que necesitas para hacer tu trabajo correctamente. Estoy cogiendo el hábito para darte la oportunidad de hacerlo, así que, ahora, *debes* hacerlo». Golpead suavemente la zona del colon varias veces mientras decís: «Ahora debes hacerlo». Veréis que el colon hace lo que le pedís. Quizás os parezca algo infantil, pero entenderéis su sentido cuando leáis el capítulo sobre el control involuntario. Es simplemente una manera sencilla de aplicar un hecho científico, una forma simple de poner en marcha una poderosa fuerza.

Ahora, amigos, si habéis sufrido de estreñimiento o no, veréis que los consejos que hemos mencionado merecen la pena: el color rosado volverá a vuestras mejillas y vuestra piel volverá a brillar; desaparecerán el color cetrino, el sarro de la boca, la respiración viciada, los problemas del hígado y todos los demás síntomas derivados de un colon atascado; la alcantarilla que ha estado contaminando el cuerpo pasará a la historia… Seguid este plan y comenzaréis a disfrutar de la vida, a ser seres sanos, naturales y limpios. A modo de cierre del capítulo, llenad vuestro vaso de agua limpia, fría y brillante y uníos a nosotros para brindar por una salud abundante, y, mientras bebéis el agua lentamente, decíos a vosotros mismos: «Esta agua me dará salud y fuerzas, es la tónica de la propia Naturaleza».

Capítulo 13
La irrigación del cuerpo

Uno de los principios cardinales de la Filosofía del Bienestar es el uso inteligente del mayor regalo que la Naturaleza haya hecho a los seres vivos: el agua. Ni siquiera es necesario recordar que el agua es un medio importantísimo de conservar una salud normal; pero el ser humano se ha vuelto tan esclavo de los entornos, costumbres y hábitos artificiales que ha olvidado las leyes naturales. Su única esperanza consiste en regresar a la Naturaleza. El niño sabe, de manera instintiva, para qué sirve el agua, e insiste en pedirla; pero conforme crece, se aleja del hábito natural y cae en las prácticas erróneas de las personas de mayor edad que se encuentran a su alrededor. Esto es particularmente cierto en el caso de quienes viven en las grandes ciudades, donde el agua caliente que sale del grifo tiene un mal sabor, lo que les hace repudiar el uso normal de los líquidos. Estos individuos crean poco a poco nuevos hábitos de beber (o de no beber) y, a base de ignorar las demandas de la Naturaleza, al final ni siquiera son conscientes de ello. Solemos oír a la gente decir: «¿Por qué deberíamos beber si no tenemos sed?». Pero si han seguido el camino de la Naturaleza, en realidad *sí* tienen sed. La única razón por la que no oyen sus llamadas es que la han ignorado tanto que la Naturaleza se ha ido desanimando y ha ido gritando cada vez más bajo; además, sus oídos han dejado incluso de reconocer las vibraciones, pues están demasiado ocupados en otras tareas. Es increíble ver cómo la gente descuida este aspecto fundamental de la vida. Muchos apenas beben líquidos, e incluso dicen que no creen que sea «bueno para ellos». Esta actitud ha ido tan lejos que sabemos de la existencia de un supuesto «profesor de la salud» que expone la teoría de que «el sediento es un enfermo», y aconseja a la gente contra el uso de cualquier líquido, afirmando que su uso no es natural. No vamos a intentar rebatir tales enseñanzas: cualquiera que observe los hábitos vitales naturales del ser humano y de los animales inferiores se dará cuenta de la absurdez de tal declaración. Que el ser humano regrese a la Naturaleza para ver que todas las formas de vida beben agua, desde la planta hasta los grandes mamíferos.

Tanta es la importancia que el yogui concede al uso correcto de beber agua que lo considera como uno de los primeros principios de la salud. Sabe que un elevado porcentaje de enfermos lo están debido a la falta de líquido que sus cuerpos padecen. Al igual que la planta necesita agua, así como los nutrientes obtenidos del suelo y del aire, para alcanzar una madurez sana, una persona requiere la cantidad apropiada de líquido para mantener su salud, o para recuperarse de una enfermedad. ¿Quién pensaría en negarle el agua a la planta? ¿Y quién sería tan cruel como para olvidar dar al fiel caballo la cantidad de agua que necesita? Sin embargo, una persona, mientras que da a la planta y al animal lo que su sentido común le ha enseñado, se priva del líquido vital a sí misma, sufriendo las consecuencias, lo mismo que les ocurriría a la planta y al caballo en condiciones similares. Recordad el ejemplo de la planta y el caballo cuando reflexionéis sobre la cuestión de beber agua.

Veamos ahora para qué se utiliza el agua en el cuerpo; después veremos si hemos llevado una vida normal en este sentido o no.

En primer lugar, aproximadamente el 70 % del cuerpo es agua. Cierta cantidad de esta agua se utiliza en el sistema y se expulsa al exterior, constantemente, de manera que cada gota de agua utilizada debe ser remplazada por otra si se quiere mantener el cuerpo en condiciones normales. El sistema está excretando agua a través de los poros de la piel constantemente, bajo forma de sudor y transpiración. «Sudor» es el término con el que se nombra esta excreción cuando se expulsa tan rápidamente que se reúne formando gotas. «Transpiración» es el término que se utiliza cuando el agua se evapora a través de la piel de manera continua e inconsciente. La transpiración evapora agua a través de la piel, y la experiencia ha demostrado que cuando se le pone límite, el animal termina por morir. En una de las ceremonias de la Roma antigua, un chico fue cubierto con oro de la cabeza a los pies a modo de representación de uno de los dioses : murió antes de que le quitasen las láminas de oro, pues el agua no había podido transpirar a través de estas; la función de la Naturaleza se había interrumpido, y el cuerpo no podía funcionar correctamente; por tanto, el alma abandonó su morada carnal.

Los análisis químicos demuestran que mediante el sudor y la transpiración se eliminan las sustancias de desecho del sistema —el desperdicio y la suciedad del cuerpo—, las cuales, sin un aporte suficiente de líquido, permanecerían en el cuerpo, envenenándolo y, por tanto, provocando enfermedades y la muerte. El cuerpo nunca deja de repararse, los tejidos usados y ya desgastados se eliminan y se sustituyen por materiales nuevos y frescos que transporta la sangre, la cual los ha absorbido de los nutrientes de la comida. Estos productos de desecho deben ser expulsados del cuerpo, y la Naturaleza está bastante determinada a deshacerse con rapidez de ellos: no es partidaria de almacenar esta inmundicia en el interior del sistema. Cuando esta materia de desecho permanece en el sistema, se convierte en un veneno en el que se reproducen las enfermedades, un caldo de cultivo para los gérmenes, microbios, esporas, bacterias y el resto de organismos similares. Los gérmenes no molestan en demasía a un sistema sano y limpio, pero el cuerpo de los «enemigos del agua» se encuentra lleno de desperdicio e inmundicia —pendientes de ser expulsados— que echan raíces en él. Diremos algo más a este respecto cuando tratemos la cuestión del aseo personal.

Para la Filosofía del Bienestar, el agua juega un papel importantísimo en la vida diaria. Se utiliza tanto para funciones internas como externas. Se utiliza para mantener la salud, para conservar las condiciones sanas del cuerpo e impedir que la enfermedad afecte a su funcionamiento natural. Trataremos el tema del uso del agua en varias ocasiones. Deseamos que nuestros lectores sean plenamente conscientes de la importancia de esta cuestión, y les rogamos que no la pasen por alto por ser tan simple. Este consejo está dedicado a siete de cada diez de nuestros lectores. No lo paséis por alto. PODRÍAMOS ESTAR HABLANDO DE TI.

Tanto la transpiración como el sudor son necesarios, también, para disipar el calor corporal excesivo, mediante su evaporación, manteniendo así la temperatura corporal en su valor normal. La transpiración y el sudor, como hemos dicho, ayudan en la expulsión de las sustancias de desecho del sistema ; la piel es, de hecho, un órgano complementario a los riñones. Sin agua, la piel no podría llevar a cabo esta función.

En veinticuatro horas, un adulto corriente excreta aproximadamente entre tres cuartos de litro y un litro de agua en forma de sudor ; pero los que trabajan en la metalurgia, etc., excretan cantidades mucho mayores. Soportamos un calor más elevado en una atmósfera seca que en una húmeda, ya que en el primer caso el sudor transpirado se evapora a tal velocidad que el calor se disipa de manera más rápida y sencilla.

Una buena cantidad de agua se exhala a través de los pulmones. Un volumen importante atraviesa los órganos de la orina. En veinticuatro horas, un adulto corriente evacua aproximadamente litro y medio de agua. Y toda el agua que se expulsa debe ser repuesta para mantener en buen estado la maquinaria física.

El sistema necesita el agua para cumplir varias funciones. Una de ellas, como hemos dicho más arriba, es la regulación de la combustión que se produce constantemente en nuestro cuerpo, producida por la acción química del oxígeno —absorbido por los pulmones— que entra en contacto con el carbono de la comida. Esta combustión, que se produce en millones de células, es la que genera el calor corporal. Al circular por el sistema, el agua regula esta combustión para que no se descontrole.

El agua también se utiliza como transporte. Circula por las arterias y venas, y transporta los glóbulos rojos y los nutrientes a todas las partes del cuerpo, para que sean utilizados en el proceso de construcción que describimos en otros capítulos. Si el sistema careciera de líquido, la cantidad de sangre sería menor. En su viaje de regreso a través de las venas, el líquido recoge las sustancias de desecho (muchas de ellas envenenarían el sistema si permaneciesen en él) y las conduce hasta los órganos excretores —riñones, poros de la piel y pulmones—, donde los materiales muertos y venenosos son expulsados al exterior. Sin el líquido suficiente, la Naturaleza no puede cumplir este trabajo. Y lo más importante : sin la cantidad de agua suficiente, los componentes desechables de los alimentos —las cenizas del sistema— no se pueden mantener suficientemente húmedos como para que puedan atravesar el colon sin dificultad en su camino al exterior ; por tanto, aparece el estreñimiento y todo lo que él conlleva. Los yoguis saben que esta es la causa de nueve de cada diez casos de estreñimiento crónico; también saben que nueve de cada diez casos de estreñimiento crónico se pueden curar con prontitud regresando al hábito natural de beber agua. Dedicaremos un capítulo especial a esta cuestión, pero queremos que nuestros lectores retengan su importancia tanto como sea posible.

Un aporte suficiente de agua se necesita para ayudar en la correcta estimulación y circulación de la sangre, en la eliminación de las sustancias de desecho del sistema y en la asimilación correcta del alimento.

La persona que no bebe suficiente agua casi siempre sufre deficiencias en su cantidad de sangre: es una criatura de aspecto pálido, cetrino, exangüe. Su piel suele encontrarse seca y febril, y transpira mínimamente. Posee una apariencia enfermiza y recuerda a la fruta seca que necesita un buen remojo para que parezca brillante y fresca. Casi siempre padece de estreñimiento, y el estreñimiento trae consigo una miríada de desórdenes más, como veremos en otro capítulo. Su intestino grueso, o colon, se encuentra sucio, y su sistema absorbe continuamente los productos de desecho que se almacenan en él, en su esfuerzo por deshacerse de ellos mediante la respiración inmunda, la transpiración fuerte y excesiva y la orina anómala. No es una lectura agradable, pero es necesario utilizar palabras sencillas cuando se trata de que fijéis la atención en estas cuestiones. Y todo esto debido a la falta de un poco de agua. Pensad en ello: vosotros, que sois tan especiales para manteneros limpios por fuera, dejáis que la suciedad se acumule en vuestro interior.

El cuerpo necesita agua para todas sus partes internas, necesita una irrigación constante; si esta irrigación se le niega, sufre como la tierra a la que se le niega su cantidad natural de agua. Cada célula, tejido y órgano necesita agua para estar sano. El agua es un solvente universal que permite al sistema asimilar y distribuir los nutrientes que se absorben de la comida, así como deshacerse de las sustancias de desecho. Se suele decir que «la sangre es la vida», pero así es como debería llamarse el agua, ya que sin agua la sangre no sería sino polvo.

El agua es necesaria también para que los riñones puedan llevar a cabo sus funciones; se necesita para ser transformada en saliva, bilis, jugo pancreático, jugo gástrico y todos los demás valiosos jugos del sistema, sin los cuales la digestión sería imposible. Dejad de beber agua y haréis disminuir vuestra cantidad de todas estas sustancias.

Si dudáis de estas afirmaciones, pensando que solo son teorías yoguis, tan solo tenéis que consultar algún trabajo científico sobre Fisiología escrito por cualquiera de las autoridades Occidentales : veréis que todo lo que os hemos explicado está corroborado. Un fisiólogo Occidental muy conocido dijo que existe tal cantidad de agua en los tejidos de un sistema normal que se puede afirmar el axioma de que «todos los organismos viven en el agua»; que si no existiese el agua, no podría haber vida, ni salud.

Os hemos explicado que los riñones secretan aproximadamente litro y medio de orina en veinticuatro horas, la cual se expulsa del sistema llevándose consigo productos de desecho y sustancias químicas tóxicas que han sido reunidas en los riñones. También hemos explicado que la piel secreta entre tres cuartos y un litro de agua mediante la transpiración. Además, existe una cantidad pequeña (entre trescientos y cuatrocientos cincuenta gramos) exhalada por los pulmones al mismo tiempo. Igualmente, cierta cantidad se expulsa junto con las excreciones de los intestinos. Finalmente, una pequeña cantidad se expulsa al exterior en forma de lágrimas y otras secreciones y excreciones del cuerpo. Ahora : ¿cuánta agua se necesita para renovar este gasto? Veámoslo.

Una cantidad concreta de líquido que posee el sistema procede de la comida, en particular cuando se consumen ciertos alimentos. Pero esta cantidad es pequeña en comparación con la que el sistema ha expulsado durante sus funciones de purificación. Las mayores autoridades en la materia están de acuerdo en que la cantidad que el hombre o la mujer corriente debe tomar para compensar este gasto se encuentra entre los dos y los dos litros y medio. Si no se le suministra esta cantidad, el cuerpo absorbe el líquido del sistema hasta que el individuo sienta ese estado de «secado» del que hemos hablado, cuya consecuencia es la descompensación de las funciones físicas, pues, debido a la carencia de líquido tanto en el interior como a nivel superficial, el cuerpo se encuentra privado de su material de limpieza y lubricación.

¡Dos litros al día! Pensad en ello, amigos, que solo tomáis medio litro —o menos— al día. Es normal que os preguntéis por qué sufrís todo tipo de enfermedades: dispepsia, estreñimiento, anemia, nerviosismo, etc. Vuestro cuerpo se encuentra lleno de todo tipo de sustancias tóxicas que la Naturaleza no puede eliminar mediante los riñones ni la piel, ya que le habéis cortado el suministro de agua. No cabe duda de que vuestro colon está lleno de materia de desecho incrustada, la cual está contaminando el sistema, y la Naturaleza no es capaz de expulsarla de manera natural porque no le habéis dado el agua con la que depurar su alcantarilla. No cabe duda de que vuestra producción de saliva y de jugos gástricos es pobre: ¿cómo creéis que la Naturaleza va a ser capaz de producirlos sin el agua suficiente? No cabe duda de que vuestra sangre se encuentra en una cantidad escasa: ¿de dónde creéis que la Naturaleza va a tomar el líquido que necesita para crearla? No cabe duda de que vuestros nervios están en malas condiciones… La pobre Naturaleza lo hace lo mejor que puede, por muy insensatos que seáis. Toma un poco de agua del sistema para que la maquinaria no se detenga al completo; pero no se atreve a tomar demasiada, así que se expone al peligro. Hace lo mismo que hacéis vosotros cuando ya apenas queda agua en el manantial: intentáis hacer el trabajo con la poca de que disponéis, pero tenéis que contentaros con hacer las cosas a la mitad.

Los yoguis no tienen miedo de beber cada día la cantidad suficiente de agua, no tienen miedo de «aclarar la sangre», como temen algunos de esos individuos «secos»: la Naturaleza expulsa la cantidad excedente —si se toma— de manera rápida y sencilla. A los yoguis no se les antoja el «agua helada» —un producto de la civilización—: su temperatura favorita es sesenta grados. Beben cuando tienen sed, y tienen una sed normal que no tienen que apagar como tienen que hacerlo los individuos «secos». Beben con frecuencia, pero tened presente esto: *no beben grandes cantidades en ningún momento*. No se «atiborran» de agua, pues creen que esta práctica es perjudicial, que no es natural ni normal. La beben en pequeñas cantidades a lo largo de todo el día. Cuando están trabajando, suelen tener un recipiente con agua cerca de ellos, y le dan sorbos con frecuencia.

Quienes han descuidado sus instintos naturales durante varios años casi han olvidado el hábito natural de beber agua, y necesitan bastante práctica para recuperarlo. Un poco de práctica pronto comenzará a crear la demanda de agua y, con el tiempo, se volverá a la sed natural. Una buena manera consiste en tener siempre un vaso de agua cerca de vosotros y beberlo lentamente a sorbos, mientras pensáis en para qué estáis bebiendo. Decíos : « Estoy dando a mi cuerpo el líquido que necesita para realizar su trabajo correctamente, y me responderá haciendo que vuelvan sus condiciones normales, es decir, dándome salud y fuerza, haciéndome un hombre (o mujer) natural ».

Lo último que hacen los yoguis antes de irse a la cama es beber una taza de agua. Esta agua será tomada por el sistema para limpiar el cuerpo durante la noche; así, las sustancias de desecho serán eliminadas con la orina de la mañana. También beben una taza de agua inmediatamente después de despertarse por la mañana : la teoría es que, tomando agua antes de comer, limpian el estómago, y los desechos que se han asentado durante la noche son arrastrados. Suelen beber una taza de agua aproximadamente una hora antes de cada comida, seguida de un ejercicio moderado, pues creen que así, además de estimular el hambre natural, el aparato digestivo estará mejor preparado para la comida. No tienen miedo de beber un poco de agua incluso durante las comidas (imaginad el horror de algunos de esos « profesores de la salud » si leyeran esto); pero tienen el cuidado de no « lavar » su comida con el agua. « Lavar » la comida con el agua no solo diluye la saliva, sino que provoca que la comida sea deglutida poco insalivada y masticada —hace que la comida descienda antes de que la Naturaleza esté lista—, interfiere en el método yogui de masticación. Los yoguis creen que el agua solo es perjudicial en este caso —y solo en este—; toman un poco de agua en cada comida para ablandar el bolo alimenticio en el estómago, y ese poco no debilita la fuerza del jugo gástrico, pancreático, etc.

Muchos de nuestros lectores están familiarizados con el uso de agua caliente para limpiar la suciedad del estómago. Aprobamos este uso cuando se necesite, pero pensamos que nuestros estudiantes, si siguen meticulosamente el plan de vida yogui, no tendrán estómagos que necesiten una limpieza, pues serán unos estómagos buenos y sanos. Como prolegómeno a una forma de comer racional, el enfermo puede encontrar beneficioso el uso de agua caliente para este fin. La mejor forma es tomar medio litro a pequeños sorbos antes del desayuno, o aproximadamente una hora antes de las demás comidas. Así se excitará la acción muscular en los órganos digestivos, que tienen tendencia a expulsar del sistema la materia sucia que se encuentra almacenada en él, ablandada y disuelta por el agua caliente. Pero esto es solo una práctica provisional. La Naturaleza no pensó en el agua caliente como un brebaje que se deba tomar de forma continua; el agua a temperatura normal es todo lo que necesita la salud, pero cuando se ha perdido la salud debido a la desobediencia a las leyes naturales, el agua caliente es un buen remedio para limpiar el sistema antes de retomar los hábitos naturales.

Tendremos más tiempo para hablar sobre el uso del agua en otras partes del libro. Este capítulo está dedicado solo a sus funciones internas.

Además de las propiedades, funciones y usos del agua, añadiremos que el agua contiene una cantidad considerable de Prana, parte del cual se integra en el sistema, sobre todo si este lo pide y lo extrae del agua. En ocasiones, sentimos la necesidad de una taza de agua para estimularnos: la razón es que, por una causa o por otra, la reserva normal de Prana se ha agotado, y la Naturaleza, que sabe que lo puede obtener de manera rápida y sencilla del agua, provoca su demanda. Todos sabréis cuántas veces una taza de agua ha actuado como un poderoso estimulante y «refresco», y cómo nos capacita para que volvamos al trabajo con una fuerza y un vigor renovados. No os olvidéis del agua cuando os sintáis «desgastados»: combinada con la respiración yogui, beber agua aumentará vuestras fuerzas más rápidamente que cualquier otro método.

Al sorber el agua, retenedla en la boca un momento antes de tragarla. Los nervios de la lengua y de la boca son los primeros —y los más rápidos— en absorber el Prana; veréis lo ventajoso que es esta técnica, sobre todo si estáis cansados. Vale la pena recordarlo.

Capítulo 14
La respiración yogui

La vida depende por completo del acto de la respiración: «La respiración es la vida». Aunque difieren en los detalles de la teoría y la terminología, los Orientales y los Occidentales están de acuerdo con este principio fundamental.

Respirar es vivir, sin respiración no puede haber vida. No solo los animales superiores dependen de la respiración para vivir y tener salud: también las formas inferiores de vida animal deben respirar para vivir; incluso las plantas dependen del aire para continuar su existencia.

El recién nacido respira profundamente y retiene el aire un momento para extraer sus propiedades vitales; luego, lo exhala en un largo llanto, y así comienza su vida en el mundo. El anciano suelta una débil bocanada de aire y deja de respirar: la vida termina para él. Desde la primera y débil bocanada de aire del recién nacido hasta el último aliento del anciano moribundo, el largo trayecto de la respiración jamás se interrumpe. La vida no es sino una serie de respiraciones.

Respirar puede considerarse como la función más importante del cuerpo, pues, en efecto, todas las demás funciones dependen de ella. Una persona puede existir algún tiempo sin comer; puede existir un tiempo menor sin beber, pero sin respirar, su existencia se podrá medir en algunos minutos.

El ser humano no solo depende de la respiración para vivir, sino que depende también en gran medida de los hábitos correctos de respirar para mantener su vitalidad y liberarse de una enfermedad. Un control inteligente de nuestro poder de respiración alargará nuestros días en el mundo, al incrementar la vitalidad y el poder de resistencia; por otro lado, la respiración descuidada y descerebrada tenderá a acortarlos, ofreciéndonos a la enfermedad.

En su estado normal, el ser humano no necesita que lo enseñen a respirar. Al igual que el animal inferior y el niño, en su día respiró de manera natural y correcta, como la Naturaleza esperaba que lo hiciera; pero la civilización modificó este y otros hábitos. Ha contraído métodos y actitudes impropios de caminar, estar de pie y sentarse, los cuales le han robado su derecho de nacimiento a respirar de manera natural y correcta. La civilización le ha hecho pagar un precio muy alto. El salvaje, todavía hoy día, respira de forma natural hasta que los hábitos del ser humano civilizado lo contaminan.

El porcentaje de individuos civilizados que respiran correctamente es bastante pequeño, y el resultado puede verse en los pechos contraídos y los hombros encorvados, así como en el incremento de las enfermedades de los órganos respiratorios, incluida esa temida bestia: la tisis. Las autoridades han afirmado que una generación de individuos que respire correctamente regeneraría la raza, y la enfermedad sería tan escasa que se consideraría una excepción. Se mire desde el punto de vista de Oriente o de Occidente, la relación entre una respiración correcta y la salud se observa y se explica fácilmente.

Las enseñanzas Occidentales muestran que la salud física depende de la respiración correcta. Los profesores Orientales no solo admiten que sus hermanos Occidentales están en lo cierto, sino que, además del beneficio físico derivado de unos hábitos de respiración correctos, reconocen que el poder mental, la felicidad, el autocontrol, la perspicacia, la moral e incluso el crecimiento espiritual pueden incrementarse mediante la comprensión de la «Ciencia de la Respiración». Todas las escuelas de Filosofía Oriental se han fundado siguiendo esta ciencia, y si las razas Occidentales llegasen a comprender su conocimiento y ponerlo en práctica —su punto fuerte— podrían obrar maravillas en ellas. Las teorías Orientales, aliadas con las prácticas Occidentales, producirían unos descendientes dignos.

Este trabajo resume *la Ciencia de la Respiración* yogui, el cual no solo incluye todo lo que los fisiólogos e higienistas Occidentales ya conocen, sino también el lado oculto de la cuestión. No solo indica el camino hacia la salud física siguiendo las líneas de lo que los científicos Occidentales han llamado «respirar profundamente», sino que también abarca las fases menos conocidas de este tema.

El yogui practica ejercicios mediante los cuales obtiene el control sobre su cuerpo y es capaz de enviar a cualquier órgano o parte de este un flujo de fuerza vital, o Prana, fortaleciendo y revigorizando así el órgano o la parte en cuestión. Sabe todo lo que su hermano científico Occidental sabe sobre el efecto fisiológico de una respiración correcta; pero también sabe que el aire contiene algo más que oxígeno, hidrógeno y nitrógeno, y que se lleva a cabo algo más que la mera oxigenación de la sangre. Sabe algo acerca del Prana, totalmente desconocido por su hermano Occidental, y es plenamente consciente de la naturaleza y la manera de hacer uso de ese gran principio de la energía, así como de su efecto sobre el cuerpo y la mente humanos. Sabe que mediante la respiración sincrónica puede acompasarse con la Naturaleza y ayudarla en el ejercicio de sus poderes latentes. Y sabe que mediante la respiración controlada no solo puede curarse de una enfermedad o curar a los demás, sino que puede eliminar los miedos, las preocupaciones y las emociones más bajas.

Al considerar la cuestión de la respiración, debemos comenzar considerando la mecánica de los movimientos respiratorios. La mecánica de la respiración se manifiesta por los movimientos elásticos de los pulmones y la actividad de los lados y la parte inferior de la caja torácica, que es donde se encuentran los pulmones. El tórax es la sección del tronco que se encuentra entre el cuello y el abdomen, cuya cavidad —que es la caja torácica— está ocupada principalmente por los pulmones y el corazón. Está limitado por la columna vertebral, las costillas y sus cartílagos, el esternón y, por debajo, el diafragma. Habitualmente se le llama pecho. Se le ha comparado con una caja cónica totalmente cerrada cuyo extremo se encuentra en la parte superior; la columna vertebral sería la parte trasera de la caja; el esternón, la parte delantera; y las costillas, los lados.

Existen veinticuatro costillas, doce en cada lado, y proceden de cada lado de la columna vertebral; los siete pares superiores se conocen como costillas verdaderas y están conectadas directamente al esternón, mientras que los cinco pares inferiores se conocen como costillas falsas y flotantes: tres de ellos, los superiores, se unen a las otras costillas mediante cartílago (falsas), y los dos pares restantes, al no tener cartílagos, poseen un extremo libre (flotantes). Las costillas se mueven durante la respiración por medio de dos láminas musculares, conocidas como músculos intercostales.

El diafragma, la división muscular de la que hemos hablado antes, separa la caja torácica de la cavidad abdominal.

Los músculos expanden los pulmones durante la inspiración, creando así un vacío, y el aire penetra en función de las conocidas leyes físicas. Todo depende de los músculos implicados en el proceso de la respiración, a los que podríamos llamar, por comodidad, los músculos respiratorios. Los pulmones no pueden expandirse sin la ayuda de estos músculos; la Ciencia de la Respiración depende en gran parte del correcto uso y control de estos músculos. El control adecuado de estos músculos otorga dos habilidades: la de alcanzar el grado máximo de expansión pulmonar y la de asegurar en el sistema la mayor cantidad de las propiedades vitales del aire.

Los yoguis clasifican la respiración en cuatro métodos generales, a saber:

1. Respiración Superior;

2. Respiración Media;

3. Respiración Inferior;

4. Respiración Completa.

Daremos una idea general de cada uno de los tres primeros; expondremos más extensamente el cuarto método, en el que se basa la Ciencia de la Respiración yogui.

Respiración Superior

Esta forma de respirar se conoce en Occidente como Respiración Clavicular. Al respirar de esta forma, las costillas, la clavícula y los hombros se elevan, mientras el abdomen se retrae y su contenido es empujado contra el diafragma, el cual se eleva a su vez.

Se utiliza la parte superior del pecho y de los pulmones y, por tanto, la cantidad de aire que penetra en estos es mínima. Además, debido a la elevación del diafragma, no puede haber expansión en esa dirección. El estudio de la anatomía del pecho convencerá a cualquier estudiante de que respirando así se realiza la mayor cantidad de esfuerzo para obtener la mínima cantidad de beneficio.

La Respiración Superior es probablemente la peor forma de respirar que se conozca, y requiere el mayor gasto de energía, a cambio de una cantidad mínima de beneficio. Es un desperdicio de energía, una mala inversión. Es bastante común en los pueblos de Occidente; muchas mujeres son adictas a ella, e incluso cantantes, eclesiásticos, abogados, etc., que deberían saberlo, la utilizan ingenuamente.

Muchas enfermedades de los órganos vocales y de los órganos de la respiración pueden remontarse directamente a esta salvaje forma de respirar, y el esfuerzo de los delicados órganos que resulta de este método suele traducirse en las voces desagradables y crueles que escuchamos en cualquier parte. Muchos individuos que respiran así se vuelven adictos a la desagradable práctica de la respiración bucal.

Si el estudiante tiene cualquier duda acerca de lo que hemos dicho a propósito de esta manera de respirar, que realice el experimento de exhalar todo el aire de sus pulmones, y luego, mientras se mantiene en pie, con las manos a sendos lados, que alce los hombros y la clavícula e inspire aire; verá que la cantidad de aire que inspira está muy por debajo de la normal. Después, que inspire profundamente tras haber relajado los hombros y la clavícula. Recordará esta lección práctica sobre la respiración mucho mejor de lo que recordará cualquier texto escrito o hablado.

Respiración Media

Este método de respiración se conoce en Occidente como Respiración Costal y, aunque posee menos objeciones que la Respiración Superior, se encuentra muy por debajo tanto de la Respiración Inferior como de la Respiración Completa. En la Respiración Media, el diafragma es empujado hacia arriba y el abdomen se retrae; las costillas se elevan un poco y el pecho se expande parcialmente. Es bastante común entre los individuos que no han estudiado esta cuestión. Ya que se conocen dos métodos mejores, hemos hablado de la Respiración Media solo por encima, principalmente para que seáis conscientes de sus defectos.

Respiración Inferior

Esta forma de respiración es mucho mejor que cualquiera de las dos precedentes. En los últimos años, son muchos los escritores Occidentales que han alabado sus beneficios, y la han explotado bajo los nombres de Respiración Abdominal, Respiración Profunda, Respiración Diafragmática, etc. Al oír hablar sobre ella, muchos individuos se han persuadido de las ventajas que supone sustituir los perjudiciales métodos anteriores por este tipo de respiración. Se han desarrollado muchos «sistemas» en torno a la Respiración Inferior, y los estudiantes han pagado un precio elevado para aprender los nuevos sistemas. Como hemos dicho, se han descubierto sus beneficios, pero, después de todo, los estudiantes que han pagado un precio alto por aprender la actualización de los sistemas tradicionales habrían sin duda sacado más partido a su dinero si se les hubiese persuadido para que descartasen los viejos métodos de la Respiración Superior y la Inferior.

Aunque muchas autoridades Occidentales escriben y hablan de este método como la mejor forma conocida de respirar, los yoguis saben que no es sino una parte del sistema que ellos han utilizado durante siglos, que se conoce como la Respiración Completa. Debemos admitir, no obstante, que se deben conocer los principios de la Respiración Inferior antes de poder comprender la idea de la Respiración Completa.

Repasemos el diafragma. ¿Qué es? Hemos visto que es la gran porción de músculo que separa el pecho y el abdomen, así como sus respectivos contenidos. Cuando se encuentra relajado, y si se observa desde el abdomen, presenta una superficie cóncava, tal y como veríamos el cielo desde el suelo : el interior de una superficie arqueada. De esta forma, el lado contrario del diagrama, de cara a los órganos del pecho, es como una protuberancia, como una colina. Cuando el diafragma se pone en funcionamiento, esta protuberancia se aplana, y el diafragma ejerce presión sobre los órganos abdominales y fuerza el abdomen.

En la Respiración Inferior, los pulmones tienen más libertad que en los métodos que ya hemos mencionado, por tanto, se inspira más aire. Esta observación ha conducido a la mayoría de escritores Occidentales a hablar y escribir sobre la Respiración Inferior —que ellos llaman Respiración Abdominal— como el método científico más idóneo. Pero el yogui sabe desde hace mucho de un método aún mejor, y algunos escritores Occidentales también han reconocido este hecho. El problema de todos los métodos de respirar, salvo la Respiración Completa, es que en ninguno de ellos los pulmones se llenan completamente de aire : en el mejor de los casos, solo se llena parte del espacio pulmonar, incluso en la Respiración Inferior. La Respiración Superior solo llena la parte superior de los pulmones ; la Respiración Media, la parte media y una porción de las partes superiores ; y la Respiración Inferior, la parte inferior y porciones de la zona media. Es evidente que cualquier método que llene la totalidad del espacio pulmonar debe ser preferible a los que solo llenan ciertas partes. Cualquier método que llene todo el espacio pulmonar debe ser de un enorme valor, en el sentido de que permite al cuerpo absorber la mayor cantidad de oxígeno y almacenar la mayor cantidad de Prana. La Respiración Completa es conocida por los yoguis como el mejor método de respiración que la ciencia conozca.

Respiración Completa

La Respiración Completa incluye todos los aspectos positivos de la Respiración Superior, la Media y la Inferior. Pone en funcionamiento el aparato respiratorio al completo : cada parte de los pulmones, cada célula y cada músculo respiratorio. Todo el aparato respiratorio responde a este tipo de respiración, y se obtiene la máxima cantidad de beneficio a partir de un gasto de energía mínimo. La cavidad torácica alcanza su mayor expansión en todas las direcciones, y cada pieza de la maquinaria lleva a cabo su función natural. Uno de los aspectos más importantes de este tipo de respiración es que se utiliza la totalidad de los músculos respiratorios, mientras que en las otras formas de respirar solo se utilizan algunas partes de estos músculos. En la Respiración Completa, entre otros músculos, se utilizan activamente los que controlan las costillas, lo que incrementa el espacio de expansión de los pulmones y ayuda a los órganos cuando lo necesitan; así, en este proceso, la Naturaleza se sirve de la perfección del mecanismo de palanca. Algunos músculos mantienen con firmeza las costillas inferiores en su posición mientras otros músculos las curvan hacia afuera. En este método, el diafragma se encuentra bajo un control perfecto y es capaz de llevar a cabo sus funciones correctamente, prestando un servicio máximo.

En lo que respecta a la acción de las costillas, a la que acabamos de referirnos, el diafragma controla las costillas inferiores, el cual las atrae ligeramente hacia abajo mientras otros músculos las mantienen en su lugar y los músculos intercostales las fuerzan hacia afuera; la combinación de estas acciones expande por completo la parte media de la caja torácica. Además de esta acción muscular, los músculos intercostales elevan y fuerzan hacia afuera las costillas superiores, lo que incrementa al máximo la capacidad de la parte superior del pecho.

Si habéis estudiado los aspectos especiales de los cuatro métodos de respiración, veréis enseguida que la Respiración Completa reúne todas las ventajas de los otros tres métodos; también veréis los beneficios recíprocos derivados de la acción combinada de la parte superior del pecho, su parte media y las regiones del diafragma, así como la armonía normal que se obtiene de ello.

La Respiración Completa es la respiración fundamental de toda la Ciencia de la Respiración yogui, y el estudiante debe conocerla al completo y dominarla a la perfección antes que esperar obtener resultados de las otras formas de respirar que hemos mencionado en este capítulo. No debe contentarse con aprenderla a la mitad, sino que debería tomárselo en serio hasta que se convierta en su forma natural de respirar. Para ello es necesario tiempo, práctica y paciencia, al igual que para todo lo demás. No existe ningún camino de flores en la Ciencia de la Respiración: el estudiante debe estar dispuesto a practicar y estudiar la cuestión con seriedad si espera obtener resultados positivos. El dominio de la Ciencia de la Respiración se traducirá en unos resultados increíbles, y ninguno que lo haya conseguido estará dispuesto a volver a los métodos antiguos; dirá a sus amigos que se considera recompensado de sobra después de tanto esfuerzo. Reconocemos estos hechos para que entendáis completamente la necesidad e importancia de controlar esta forma yogui de respirar, en lugar de que la paséis por alto y probéis algunas de las atractivas variaciones que más tarde veremos en este libro. Una vez más, os decimos: comenzad como es debido y obtendréis los resultados correctos; pero descuidad los cimientos y el edificio al completo se vendrá abajo antes o después.

Quizás la mejor forma de enseñaros cómo desarrollar la Respiración Completa sea daros unas simples indicaciones con respecto a la propia respiración; luego, hacer lo mismo con observaciones generales en este sentido; y por último, mostraros ejercicios para desarrollar el pecho, los músculos y los pulmones, los cuales se encuentran faltos de desarrollo por culpa de los métodos imperfectos. Queremos decir que esta Respiración Completa no es algo forzado o poco natural, sino que, al contrario, supone la vuelta a los principios primigenios, la vuelta a la Naturaleza. Tanto el adulto salvaje y sano como el niño civilizado y sano respiran de esta forma; pero el ser humano civilizado ha adoptado métodos artificiales de vivir, de vestirse..., y ha perdido sus derechos de nacimiento. También queremos recordar al lector que la Respiración Completa no requiere necesariamente que los pulmones se llenen por completo en cada inspiración. Se puede inspirar una cantidad media de aire utilizando la Respiración Completa y distribuir el aire inhalado —independientemente de su cantidad— por la totalidad de los pulmones. Pero, cuando se presente la oportunidad, se debe inhalar profundamente usando este método varias veces al día, para mantener el sistema en buen estado.

El siguiente ejercicio es fácil, y os dará una buena idea de lo que significa la Respiración Completa:

1. Poneos en pie o sentaos con la espalda erguida. Utilizando la
    respiración nasal, inspirad de manera continuada llenando prim-
    ero la parte inferior de los pulmones, lo que se realiza gracias al
    funcionamiento del diafragma, el cual, al descender, ejerce una
    ligera presión sobre los órganos abdominales, empujando así ha-
    cia adelante las paredes frontales del abdomen. A continuación,
    llenad la parte media de los pulmones, expandiendo hacia afuera
    las costillas inferiores, el esternón y el pecho. Luego, llenad la
    parte superior de los pulmones, sacando hacia afuera la parte su-
    perior del pecho mediante la elevación de los seis o siete pares
    superiores de costillas, además del propio pecho. En la fase final,
    la parte inferior del abdomen se encontrará ligeramente retraída;
    los pulmones se benefician del movimiento de esta, el cual tam-
    bién ayuda a rellenar la parte superior de los pulmones.

    Una primera lectura dará la sensación de que esta respiración
    consta de tres movimientos distintos. No obstante, no es correcto.
    La inspiración es continua, y la caja torácica al completo (desde
    la parte inferior del diafragma hasta el punto más elevado del
    pecho, en la región del esternón) se expande con un movimiento
    uniforme. Evitad las inhalaciones entrecortadas y procurad que el
    proceso sea constante. La práctica acabará pronto con la tenden-
    cia a dividir la inspiración en tres movimientos: el resultado será
    una respiración uniforme y continua. Podréis completar la inspi-
    ración en un par de segundos si practicáis un poco.

2. Mantened el aire durante unos segundos.

3. Exhaladlo lentamente, manteniendo el pecho en una posición
    firme y retrayendo el abdomen un poco, elevándolo lentamente
    conforme el aire sale de los pulmones. Cuando el aire se haya ex-
    halado al completo, relajad el pecho y el abdomen. Un poco de
    práctica hará que esta fase del ejercicio sea fácil, y el movimiento
    que así se adquiere será realizado casi de manera automática.

Siguiendo esta forma de respirar, veréis que todas las partes del aparato respiratorio se pondrán en funcionamiento y que se ejercitará la totalidad de los pulmones, incluyendo la célula más remota. La caja torácica se expande en todas direcciones. Pronto os daréis cuenta de que la Respiración Completa consiste en realidad en una combinación de la Respiración Inferior, Media y Superior, que se suceden rápidamente siguiendo este orden, constituyendo así una respiración única, continua y completa.

Veréis que practicar esta respiración delante de un espejo grande os resultará de bastante ayuda, colocando las manos ligeramente sobre el abdomen para que podáis sentir los diferentes movimientos. Al final de la inhalación, suele ser bueno elevar ligeramente los hombros mediante la elevación de la clavícula, permitiendo así que el aire entre con facilidad en el pequeño lóbulo superior del pulmón derecho, donde se encuentra a veces el criadero de la tuberculosis.

Cuando comencéis a practicar, es posible que tengáis más o menos problemas para realizar la Respiración Completa; pero un poco de práctica lleva a la perfección, y, cuando lo hayáis conseguido, nunca estaréis dispuestos a regresar a los métodos antiguos.

Capítulo 15
Los efectos de respirar de manera correcta

Apenas se puede decir mucho sobre las ventajas derivadas de la práctica de la Respiración Completa. El estudiante que haya leído con atención las páginas anteriores apenas necesita que se le señalen tales ventajas.

La práctica de la Respiración Completa hará que cualquier hombre o mujer sea inmune a la tisis y a otras enfermedades pulmonares, y acabará con toda propensión a contraer resfriados, asma y otras flaquezas. La tisis se debe principalmente a un nivel de vitalidad bajo atribuible a una cantidad insuficiente de aire inhalado. El desequilibrio en la vitalidad hace que el sistema se vuelva vulnerable a los ataques de los gérmenes que provocan estas enfermedades. La respiración imperfecta permite que una parte considerable de los pulmones permanezca inactiva; esta parte se convierte en un criadero para los microbios que, al invadir el tejido debilitado, provocan estragos. Un tejido pulmonar sano resiste a los gérmenes, y la única forma de poseer un tejido pulmonar sano consiste en utilizar los pulmones correctamente.

La tisis es casi propia de los pechos estrechos. ¿Qué quiere decir esto? Simplemente, que esos individuos eran adictos a los hábitos incorrectos de respirar y, por tanto, sus respectivos pechos son incapaces de desarrollarse y expandirse. Quien practica la Respiración Completa tendrá un pecho ancho, completo; quien tenga un pecho estrecho puede desarrollarlo hasta que alcance proporciones normales solo si adopta esta forma de respirar. Estas personas deben desarrollar las cavidades del pecho si valoran sus vidas. Podréis prevenir los resfriados practicando un poco la vigorosa Respiración Completa cuando sintáis que estáis expuestos en exceso. Cuando sintáis frío, respirad con fuerza durante unos minutos: sentiréis una sensación de bienestar por todo el cuerpo. La mayoría de los resfriados se pueden curar mediante la Respiración Completa y el ayuno parcial durante un día.

La calidad de la sangre depende en gran medida de que se oxigene correctamente en los pulmones; si no alcanza el nivel de oxigenación correcto, su calidad se empobrece y todo tipo de impurezas la saturan; de esta manera, el sistema sufre debido a la falta de nutrientes, y las sustancias de desecho que permanecen en la sangre —que no han sido eliminadas— lo contaminan. Al igual que todo el cuerpo, cada órgano y cada parte dependen de la sangre para recibir los nutrientes; el sistema al completo sufrirá muchísimo si la sangre es impura. La solución es simple: practicar la Respiración Completa yogui.

La respiración incorrecta provoca un sufrimiento elevado al estómago y a otros órganos de la nutrición. No solo son alimentados a la mitad debido a la falta de oxígeno. Como la comida debe absorber oxígeno de la sangre, para oxigenarse antes de que se pueda digerir y asimilar, se ve con facilidad el desequilibrio que la respiración incorrecta provoca entre la digestión y la asimilación. Cuando la asimilación no es normal, el sistema recibe cada vez menos nutrientes, el apetito falta, el vigor del cuerpo decrece, la energía disminuye… el individuo se marchita y se debilita. Y todo esto debido a que no se respire correctamente.

La respiración incorrecta hace sufrir incluso al sistema nervioso, puesto que cuando la sangre no puede alimentarlos como es debido porque los pulmones no absorben la cantidad necesaria de oxígeno, el cerebro, la médula espinal, los centros nerviosos y los propios nervios se convierten en instrumentos pobres e ineficientes para generar, almacenar y transmitir los impulsos nerviosos. Existe otro caso en el que la ausencia de una respiración correcta debilita los impulsos nerviosos, o mejor dicho la fuerza de la que brotan los impulsos nerviosos; pero este hecho pertenece a otra fase de la cuestión, que trataremos en otros capítulos. Ahora nuestro propósito es que quede claro que la respiración incorrecta tiene como resultado indirecto que el sistema nervioso no sirva como instrumento para transmitir la fuerza de sus impulsos.

En la práctica de la Respiración Completa, el diafragma se contrae y ejerce una ligera presión sobre el hígado, el estómago y otros órganos en el momento de la inspiración, lo que, junto al movimiento armónico de los pulmones, supone un agradable masaje para aquellos, estimulando su funcionamiento natural. Cada inspiración ayuda en este ejercicio interno y contribuye a que el tránsito de nutrientes y sustancias de desecho en los órganos sea normal. En la Respiración Superior y Media, los órganos no se benefician de este masaje interno.

El mundo Occidental está prestando mucha atención a la cultura física, algo que es positivo. Pero en su entusiasmo, no deben olvidar que el ejercicio de los músculos exteriores no es todo: los órganos internos también necesitan ejercicio, y el ejercicio que la Naturaleza ha planificado para ellos es la respiración correcta. El diafragma es el instrumento principal para realizar este ejercicio interno. Su movimiento hace que los importantes órganos de la nutrición y la eliminación vibren; los masajea en cada inspiración y espiración y hace que la sangre penetre y salga de ellos, tonificándolos. Cualquier órgano o parte del cuerpo que no se ejercita se atrofia poco a poco y se niega a funcionar correctamente; los órganos enferman debido al sedentarismo de la acción del diafragma. La Respiración Completa concede el movimiento adecuado al diafragma, y ejercita la parte media y superior del pecho. Es de hecho, *completa*.

Únicamente desde el punto de vista de la Fisiología Occidental, sin ningún tipo de referencia a la ciencia y al pensamiento Orientales, el sistema yogui de la Respiración Completa es de vital importancia para cada hombre, mujer y niño que quieran tener salud y conservarla. Para muchos, su mera simplicidad es una razón para no considerarla en serio, mientras gastan una fortuna buscando la salud mediante «sistemas» caros y complicados. La salud llama a su puerta y ellos ni siquiera le abren. En realidad, la piedra que los constructores rechazan se trata de la auténtica piedra angular del Templo de la Salud.

Capítulo 16
Ejercicios de respiración

Aquí explicamos tres formas de respirar bastante populares entre los yoguis. La primera es la bien conocida Respiración Purificadora, a la que se le atribuye gran parte de la resistencia pulmonar que encontramos en los yoguis. Suelen finalizar un ejercicio de respiración con esta Respiración Purificadora, así que nosotros hemos seguido el mismo plan en este libro. También hablamos del Revitalizador del Sistema Nervioso, un ejercicio que se han transmitido durante siglos; los profesores de Educación Física Occidentales no han conseguido mejorarlo, aunque algunos de ellos lo han «tomado prestado» de los profesores yoguis. Hablamos igualmente de la Respiración Vocal, que explica en gran parte la melodía y la vibración de las voces de la mejor categoría de yoguis Orientales.

Pensamos que si este libro solo contuviera estos tres ejercicios, seguiría teniendo un valor incalculable para el estudiante Occidental. Considerad estos tres ejercicios como un regalo de vuestros hermanos de Oriente y ponedlos en práctica.

Respiración Purificadora

Los yoguis tienen una forma de respirar favorita, que practican cuando sienten la necesidad de ventilar y limpiar sus pulmones. Finalizan muchos de sus otros ejercicios de respiración con esta, y nosotros hemos seguido esta costumbre en este libro. Esta respiración ventila y purifica los pulmones, estimula las células y tonifica los órganos respiratorios; es conducente a una buena salud general. Junto a estos efectos, se sabe que refresca enormemente todo el sistema. Locutores, cantantes, etc., verán que esta respiración relaja bastante sus órganos respiratorios tras el esfuerzo realizado.

1. Inspirad profundamente.

2. Mantened el aire durante unos segundos.

3. Arrugad los labios como si fuerais a silbar (pero no infléis los carrillos) y expulsad un poco de aire por la abertura de la boca con bastante fuerza.

4. Deteneos un momento, reteniendo el aire, y a continuación exhalad un poco más de aire.

5. Repetid el paso anterior hasta expulsar todo el aire; recordad que se debe exhalar el aire por la abertura de los labios con bastante fuerza.

Veréis que esta respiración resulta muy refrescante cuando estéis cansados y «gastados». El estudiante se convencerá de sus ventajas si la pone en práctica. Este ejercicio debería practicarse hasta que esta respiración se lleve a cabo de manera natural y fácil, pues se utiliza para concluir otros ejercicios —que mostramos en este libro—, de ahí la importancia de comprenderla a la perfección.

Revitalizador del Sistema Nervioso

Este es un ejercicio muy conocido por los yoguis, que lo consideran como uno de los estimulantes más poderosos que el ser humano conozca. Su propósito consiste en estimular el sistema nervioso y desarrollar la fuerza, la energía y la vitalidad de los nervios. Este ejercicio hace que importantes centros nerviosos soporten una presión estimulante; estos, a su vez, estimulan y revitalizan el sistema nervioso al completo, y envían un poderoso flujo de energía nerviosa a todas las partes del cuerpo.

1. Manteneos erguidos.

2. Inspirad al máximo y retened el aire.

3. Extended los brazos hacia adelante, dejándolos ligeramente relajados, solo con la fuerza suficiente para mantenerlos en esa
   postura.

4. Lentamente, acercad las manos hacia los hombros, contrayendo
   de manera gradual los músculos y apretándolos con fuerza; cuando alcancen los hombros, los puños deben encontrarse tan
   apretados y tensos que se sienta cómo tiemblan.

5. Después, manteniendo los músculos tensos, estirad los brazos
   lentamente, y luego, volved a pegar los puños a los hombros con
   rapidez.

6. Repetid los dos pasos anteriores varias veces.

7. Exhalad con fuerza por la boca.

8. Practicad la Respiración Purificadora.

La eficacia de este ejercicio depende en gran medida de la velocidad
con la que se peguen los puños, de la tensión de los músculos y, por
supuesto, de la cantidad de aire inspirado. Este ejercicio se debe practicar para que se pueda apreciar. Como nuestros amigos Occidentales
lo llamarían, es un «tónico» sin igual.

Respiración Vocal

Los yoguis poseen una forma de respirar para desarrollar la voz:
podemos ver que son magníficas, potentes, claras y delicadas, y tienen
una maravillosa capacidad para transmitir los sonidos, parecida a la de
un instrumento de viento. El resultado de haber practicado este particular ejercicio de respiración es que sus voces se han vuelto suaves,

preciosas y flexibles; este ejercicio les ha otorgado esa indescriptible y fluctuante calidad, combinada con una gran potencia.

Con el tiempo, el ejercicio que explicamos a continuación otorgará los atributos que acabamos de mencionar —la voz del yogui— al estudiante que lo practique de corazón. Ha de saberse, no obstante, que esta forma de respirar debe utilizarse solo como un ejercicio esporádico, no como la manera normal de respirar.

1. Inspirad al máximo por la nariz, muy lentamente y sin interrupción, tomándoos todo el tiempo que sea posible durante la inspiración.

2. Mantened el aire unos segundos.

3. Expulsad el aire con fuerza por la boca en una sola exhalación.

4. Relajad los pulmones mediante la Respiración Purificadora.

Sin profundizar demasiado en las teorías yoguis sobre la producción de los sonidos al hablar o cantar, queremos decir que la experiencia les ha enseñado que el timbre, la calidad y el poder de la voz no solo dependen de los órganos fonadores de la garganta, sino que los músculos faciales, etc., también tienen mucho que ver con esta cuestión. Algunas personas de pecho ancho constan de un tono pobre, mientras que otras de pecho relativamente pequeño producen tonos con una calidad y fuerza increíbles. Este es un experimento interesante que vale la pena realizar:

1. Colocaos frente a un espejo y silbad; fijaos en la forma de la boca y en la expresión de la cara.

2. Después, cantad o hablad como lo hacéis normalmente, y comprobad la diferencia.

3. A continuación, comenzad a silbar una vez más y, luego, sin al-

terar la posición de los labios o de la cara, cantad algunas notas; fijaos en la vibración, la resonancia, la claridad y la belleza del tono que acabáis de producir.

Los siguientes son los siete ejercicios favoritos de los yoguis para desarrollar los pulmones, los músculos, los ligamentos, las células pulmonares...; son bastante sencillos, pero maravillosamente efectivos.

No dejéis que la simplicidad de estos ejercicios os haga perder el interés por ellos, pues son el resultado de prácticas y experimentos minuciosos llevados a cabo por los yoguis, y son la esencia de varios ejercicios complicados y complejos (se han suprimido las partes que no son fundamentales y se han dejado los aspectos esenciales).

Respiración Mantenida

Es un ejercicio muy importante que tiende a fortalecer y desarrollar tanto los músculos respiratorios como los pulmones; además, su práctica frecuente también permite aumentar el tamaño del pecho.

Los yoguis descubrieron que mantener la respiración tras haber saturado los pulmones de aire mediante la Respiración Completa es muy beneficioso, no solo para los órganos respiratorios, sino también para los de la nutrición, el sistema nervioso y la propia sangre. Descubrieron que mantener la respiración tiende a purificar el aire que aún queda en los pulmones de inspiraciones anteriores, así como a oxigenar la sangre todavía más. También saben que la Respiración Mantenida recolecta todas las sustancias de desecho; cuando el aire se expulsa, se lleva consigo la materia desechada por el sistema, limpiando así los pulmones como lo haría un purgante con los intestinos.

Los yoguis recomiendan este ejercicio para varios desequilibrios del estómago, el hígado y la sangre; igualmente, saben que alivia la mala respiración, cuya causa suele ser unos pulmones poco ventilados. Aconsejamos a los estudiantes que presten especial atención a este ejercicio y a sus enormes beneficios.

1. Manteneos erguidos.

2. Inspirad profundamente.

3. Mantened el aire tanto tiempo como podáis hacerlo sin dificultad.

4. Exhalad con fuerza por la boca.

5. Practicad la Respiración Purificadora.

Al principio solo seréis capaces de retener el aire durante un instante; pero un poco de práctica os permitirá mantenerlo durante mucho más tiempo. Cronometrad los segundos si queréis registrar vuestros progresos.

Estimulación de las Células Pulmonares

Este ejercicio está pensado para estimular las células de los pulmones; pero los principiantes no se lo deben consentir demasiado ni practicarlo en exceso en ningún caso. Puede que al principio algunos sientan un pequeño mareo tras haberlo practicado; en ese caso, que caminen un poco e interrumpan el ejercicio durante un momento.

1. Manteneos erguidos, con las manos a sendos lados.

2. Inspirad poco a poco y muy lentamente.

3. Mientras inspiráis, golpeaos con suavidad el pecho con la punta de los dedos, cambiando de zona constantemente.

4. Cuando los pulmones estén llenos, retened el aire y acariciaos el pecho con la palma de las manos.

5. Practicad la Respiración Purificadora.

Este ejercicio vigoriza y estimula mucho todo el cuerpo, y es una práctica yogui muy conocida.

Muchas de las células pulmonares dejan de realizar sus funciones por culpa de una respiración incompleta; prácticamente, se atrofian. Quien ha realizado una respiración imperfecta durante años verá que no es tan fácil estimular mediante la Respiración Completa, de manera simultánea, todas estas células pulmonares maltratadas; pero este ejercicio ayudará mucho en la obtención del resultado deseado : merece la pena estudiarlo y ponerlo en práctica.

Expansión Costal

Hemos explicado que las costillas se encuentran unidas mediante los cartílagos y que constan de una elasticidad considerable. En una respiración correcta, las costillas juegan un papel importante, y es bueno ejercitarlas un poco de vez en cuando mediante un ejercicio especial, así conservarán su elasticidad.

Si se está de pie o sentado en posturas poco naturales —muchos Occidentales son adictos a ello—, las costillas terminan por volverse más o menos rígidas, duras. Este ejercicio ayuda a vencer esa tendencia.

1. Manteneos erguidos.

2. Colocad las manos debajo de sendas axilas : los pulgares deben llegar a la espalda; las palmas de las manos deben descansar sobre sendos lados del pecho; y el resto de los dedos, sobre el propio pecho.

3. Inspirad profundamente.

4. Mantened el aire un instante.

5. A continuación, apretad suavemente sobre los lados al tiempo que expulsáis el aire lentamente.

6. Practicad la Respiración Purificadora.

Practicad este ejercicio con moderación.

Expansión del Pecho

Debido al trabajo, el pecho tiene bastante tendencia a contraerse. Este ejercicio es muy bueno para restaurar las condiciones naturales y hacer que el pecho tenga una expansión mayor.

1. Manteneos erguidos.

2. Inspirad profundamente.

3. Mantened el aire.

4. Extended ambos brazos hacia adelante y pegad los dos puños apretados al nivel de los hombros.

5. Separad los puños con fuerza hasta que los brazos se hallen «desplegados» a sendos lados de los hombros.

6. Luego, repetid varias veces los dos últimos pasos.

7. Exhalad con fuerza por la boca.

8. Practicad la Respiración Purificadora.

Practicad este ejercicio con moderación.

Ejercicio de Caminar

1. Caminad con la cabeza alta, el mentón hacia arriba y los hombros hacia atrás.

2. Inspirad profundamente, contando mentalmente los pasos : 1, 2, 3, 4, 5, 6, 7 y 8 ; cada cifra corresponde a un paso, y la inspiración debe durar los ocho.

3. Exhalad lentamente por la nariz, contando como antes : 1, 2, 3, 4, 5, 6, 7 y 8 (una cifra para cada paso).

4. Descansad entre cada respiración ; luego, seguid caminando y contando de la misma forma.

5. Repetid el proceso hasta que os sintáis cansados.

6. A continuación, descansad un poco y proseguid el ejercicio cuando os apetezca.

Repetid este ejercicio varias veces al día.

Algunos yoguis modifican este ejercicio : mantienen la respiración durante cuatro pasos y expulsan el aire durante ocho. Practicad la forma que os resulte más agradable.

Gimnasia Matutina

1. Adoptad una postura militar : erguidos, con la cabeza hacia arriba, la mirada al frente, los hombros hacia atrás, las rodillas rígidas y las manos a sendos lados.

2. Colocaos de puntillas, inspirando hondo a un ritmo constante y lento.

3. Mantened el aire durante unos segundos, sin variar de posición.

4. Lentamente, volved a la posición inicial mientras exhaláis poco a poco por la nariz.

5. Practicad la Respiración Purificadora.

6. Repetidlo varias veces; apoyaos solo sobre un pie, cambiando del derecho al izquierdo.

Estimulación de la Circulación

1. Manteneos erguidos.

2. Inspirad al máximo y retened el aire.

3. Inclinaos ligeramente hacia adelante; apretad con firmeza un bastón o un palo hasta que ejerzáis toda vuestra fuerza sobre él.

4. Dejad de apretar, volved a la posición inicial y exhalad lentamente.

5. Repetidlo varias veces.

6. Practicad la Respiración Purificadora.

Este ejercicio puede realizarse sin necesidad de un bastón o un palo: podéis agarrar un palo imaginario y utilizar la voluntad para ejercer la presión.

Este ejercicio es la forma favorita de los yoguis de estimular la circulación, mediante la conducción de la sangre arterial hasta las extremidades y la de la sangre venosa hasta el corazón y los pulmones, donde podrá tomar —en estos últimos— el oxígeno que se inhalado con el aire. Si la circulación es pobre, no existe suficiente sangre en los pulmones para absorber el incremento de oxígeno inspirado, y el sistema no se beneficia por completo de la mejora en la respiración. En tales casos, es bueno practicar este ejercicio, ocasionalmente con el ejercicio de la Respiración Completa.

Capítulo 17
Respiración nasal contra respiración bucal

Una de las primeras lecciones de la Ciencia de la Respiración yogui consiste en aprender a respirar por la nariz y evitar la práctica común de la respiración bucal.

El mecanismo de la respiración del ser humano está construido para que este pueda respirar tanto por la nariz como por la boca; pero es una cuestión de vital importancia elegir un método u otro, pues uno proporciona fuerza y salud, y el otro, enfermedad y debilidad.

No debería ser necesario decir al estudiante que el método de respirar correcto es la respiración nasal. Pero ¡ay! La ignorancia de los individuos civilizados en lo que respecta a esta simple cuestión es asombrosa. En todos los aspectos de la vida, encontramos individuos que suelen respirar a través de la boca; estos mismos individuos permiten que sus hijos sigan ese horrible y desagradable ejemplo.

Muchas de las enfermedades que el ser humano civilizado sufre están provocadas sin duda por el común hábito de la respiración bucal. Los niños a los que se permite respirar de esta forma crecen con desequilibrios en su vitalidad y una constitución débil, y cuando alcanzan la edad adulta, no pueden aguantar más y se convierten en enfermos crónicos. La madre de la raza salvaje actúa mejor: evidentemente, su intuición la guía. Parece reconocer instintivamente que los conductos nasales son el camino que el aire debe tomar para llegar a los pulmones, de manera que enseña a su hijo a cerrar sus pequeños labios y a respirar a través de la nariz; inclina su cabeza hacia adelante cuando está dormido, cerrando así sus labios y haciendo que la respiración nasal sea imprescindible. Si nuestras madres civilizadas adoptaran el mismo plan, la raza obtendría un beneficio enorme.

Muchas enfermedades contagiosas se contraen por culpa del desagradable hábito de la respiración bucal; muchos casos de resfriado y afecciones catarrales también se pueden atribuir a la misma causa. Muchos individuos que, en virtud de las apariencias, respiran por la nariz durante el día persisten en utilizar la respiración bucal por la noche, contrayendo así las enfermedades. Se han llevado a cabo cuidadosos experimentos científicos que han demostrado que los soldados y los marineros que duermen con la boca abierta tienen mayor tendencia a contraer enfermedades contagiosas que los que respiran correctamente a través de la nariz. Existe un caso en el que la viruela se convirtió en una epidemia en un buque de guerra, y todas las muertes que de ella resultaron fueron las de marineros que utilizaban la respiración bucal: ni uno solo que respirase por la nariz sucumbió a la enfermedad.

Los órganos de la respiración constan de su propio sistema de protección (filtro, eliminador de polvo...) en las fosas nasales. Cuando se respira a través de la boca, no existe nada que filtre el aire que llega a los pulmones, nada que retenga el polvo u otros componentes extraños que se encuentran en el aire. La suciedad o las impurezas tienen el camino libre desde la boca hasta los pulmones; todo el aparato respiratorio está así desprotegido. Y lo que es más: la respiración bucal permite que el aire llegue frío a los órganos y, de esta manera, que los perjudique. La inflamación de los órganos respiratorios suele tener como causa la inhalación de aire frío a través de la boca. Quien respira por la boca por la noche siempre despierta con una sensación de sequedad en la boca y en la garganta. Está violando una de las leyes de la Naturaleza; está sembrando las semillas de la enfermedad.

Una vez más: recordad que la boca no ofrece ninguna protección a los órganos respiratorios, y que el aire frío, el polvo, las impurezas y los gérmenes entran con facilidad a través de esta puerta; por otra parte, las fosas nasales son la prueba del cuidadoso proyecto de la Naturaleza.

Las fosas nasales son dos conductos estrechos y serpenteantes, que contienen un gran número de vellosidades erizadas cuya función es servir de filtro o colador de las impurezas del aire, las cuales son expulsadas cuando este último se exhala. Este importante propósito no es el único de las fosas nasales: también realizan la importante función de calentar el aire inhalado. Sus estrechos y serpenteantes conductos se encuentran repletos de una membrana mucosa que, al entrar en contacto con el aire inhalado, lo calienta para que no pueda dañar los delicados órganos de la garganta o los pulmones.

Ningún animal, salvo el ser humano, duerme con la boca abierta o respira a través de ella; de hecho, se cree que solo el ser humano civilizado pervierte los planes de la Naturaleza, pues las razas salvajes y bárbaras respiran correctamente casi sin excepción. Es probable que este hábito innatural de los seres humanos civilizados haya sido adquirido debido a las formas innaturales de vivir, los lujos enervantes y el calor excesivo.

La purificación y el filtrado que se realizan en las fosas nasales hacen que el aire sea apto para alcanzar los delicados órganos de la garganta y los pulmones. El aire no es apto para alcanzar estos órganos hasta que sufra este proceso natural de refinado. Las impurezas que han sido retenidas por los filtros y por la membrana mucosa de las fosas nasales son expulsadas al exterior con el aire exhalado. En el caso de que se hayan acumulado muy rápidamente o se las hayan ingeniado para burlar los filtros, penetrando así en regiones prohibidas, la Naturaleza nos protege mediante la producción de un estornudo que expulsa con fuerza los intrusos.

Cuando penetra en los pulmones, el aire es diferente al del exterior, al igual que el agua destilada es diferente a la de la cisterna. La intrincada estructura purificadora de las fosas nasales, que detiene y retiene las partículas impuras del aire, es tan importante como lo es la acción de la boca para la detención de los huesos de cereza y las raspas de pescado, impidiendo así que lleguen al estómago. La gente no debería respirar por la boca, al igual que no intentaría ingerir los alimentos a través de la nariz.

Otro aspecto de la respiración nasal es que si los conductos no se utilizan suficientemente, estos son incapaces de mantenerse limpios y despejados; se atascan y se ensucian, quedando así expuestos a las enfermedades locales. Las fosas nasales que no se utilizan se llenan de impurezas y materias de desecho, al igual que los caminos abandonados se llenan rápido de hierba y basura.

Es probable que quien respire normalmente por la nariz no tenga las fosas nasales atascadas o taponadas. Pero, en beneficio de quienes han sido más o menos adictos a la innatural respiración bucal y desean adquirir el método natural y racional, quizás esté bien añadir algunas palabras más en lo que respecta a la manera de mantener las fosas nasales limpias y libres de impurezas.

Uno de los métodos favoritos en Oriente consiste en aspirar un poco de agua por la nariz, para que descienda por los conductos hasta la garganta, de donde será expulsada por la boca. Algunos yoguis hindúes sumergen la cara en un recipiente con agua; pero este método requiere una práctica considerable, y el primero que hemos mencionado es igual de eficaz aunque se lleve a cabo con mayor facilidad.

Otro método bueno es abrir la ventana y respirar a placer, taponando uno de los orificios de la nariz con un dedo y aspirando el aire a través del orificio que queda libre. Luego, se repite el proceso cambiando de orificio. Es bueno repetir el proceso varias veces. Este método acabará con la obstrucción de las fosas nasales.

Animamos al estudiante para que adopte este método de respiración, si aún no lo ha adoptado, y le prevenimos que no piense que este capítulo del libro no tiene importancia.

Capítulo 18
Las diminutas «vidas» del cuerpo

El Hatha-Yoga enseña que el cuerpo físico está constituido por células; cada una de ellas contiene en su interior una minúscula «vida» que controla sus funciones. Estas «vidas» son en realidad pedacitos de una mente inteligente que consta de cierto nivel de desarrollo, la cual permite a las células desempeñar sus funciones correctamente. Estos pedacitos de inteligencia están, por supuesto, sujetos al control de la mente principal del ser humano, y obedecen de buena gana las órdenes que les llegan del cuartel general, consciente o inconscientemente. Esta inteligencia celular se adapta perfectamente a las funciones concretas de la célula en cuestión. La acción selectiva de las células, que extraen de la sangre los nutrientes necesarios y rechazan las sustancias que no necesitan, es un ejemplo de esta inteligencia. El proceso de digestión, el de asimilación… ponen de manifiesto la inteligencia de las células, tanto aisladas como en grupo. La curación de las heridas, el flujo de células a los lugares donde más se necesitan…; estos ejemplos, y cientos más conocidos por los investigadores, son para los estudiantes yoguis ejemplos de la «vida» que existe en cada átomo.

Para el yogui cada átomo es un ser vivo que dirige su propia vida. Estos átomos se combinan en grupos con un fin; los grupos que así resultan presentan una inteligencia común, siempre y cuando permanezcan en grupo; estos grupos, a su vez, se combinan formando cuerpos de una naturaleza más compleja, los cuales sirven de vehículos para formas de consciencia superiores. Cuando el cuerpo físico muere, las células se separan y se dispersan, y se produce lo que conocemos como descomposición. La fuerza que ha unido las células deja de actuar, de manera que estas son libres para seguir su propio camino y formar nuevas combinaciones. Algunas van a parar a los organismos de las plantas de los alrededores, y allí permanecen; otras terminan en el cuerpo de un animal; otras permanecen en la tierra durante un tiempo…; pero la vida de los átomos es un cambio constante e incesante. Un escritor destacado dijo: «La muerte no es sino un aspecto de la vida; la destrucción de una forma material no es sino el preludio de la construcción de otra». Daremos a nuestros estudiantes una breve idea de la naturaleza y las funciones de la vida celular, de la vida de estas diminutas vidas del cuerpo.

Las células del cuerpo constan de tres principios: Materia, que obtienen de la comida; Prana, o fuerza vital, que les permite funcionar y que obtienen de la comida, el agua y el aire; e Inteligencia, o «sustancia mental», que obtienen de la Mente Universal.

En primer lugar, hablaremos del aspecto material de la vida celular.

Como hemos dicho más arriba, cada cuerpo vivo es un conjunto de células diminutas. Esto es aplicable a todas las partes del cuerpo, desde el puro hueso hasta el tejido más suave, desde el esmalte de los dientes hasta la zona más delicada de la membrana mucosa. Las células presentan formas diferentes, configuradas en función de los requisitos de su función particular, de su *trabajo*. Cada célula es, a todos los efectos, un individuo separado y más o menos independiente; sin embargo, está sujeto al control de la mente de su grupo celular, a las órdenes de los grupos mayores y, finalmente, al control central del ser humano, o al menos a la mayor parte de él, que está dentro del ámbito de control de la Mente Instintiva.

Estas células siempre están trabajando, están cumpliendo con las funciones del cuerpo, y cada una tiene su trabajo concreto, que realiza lo mejor que puede. Algunas de estas células pertenecen a la «reserva» y se mantienen «esperando órdenes», listas para cualquier demanda inesperada de ayuda; otras pertenecen al ejército de trabajadores activos de la comunidad celular, y producen las secreciones y fluidos necesarios para los distintos trabajos del sistema; algunas de ellas son estacionarias, y permanecen en este estado hasta que son llamadas, momento en el que se ponen en movimiento; otras se encuentran en un movimiento constante, ya realicen viajes regulares, ya yerren por todo el cuerpo. De estas células móviles, algunas son transportistas; otras se mueven de un lugar a otro, realizando trabajos determinados; otras son carroñeras; y otro tipo pertenecen a las fuerzas de seguridad, al ejército de la comunidad celular. La vida celular del cuerpo puede compararse con una gran colonia basada en la cooperación : cada célula tiene un trabajo que realizar por el bien común, y todas trabajan por el bienestar de todas.

Las células del sistema nervioso transportan los mensajes desde una parte del cuerpo hasta el cerebro, y desde el cerebro a otra parte del cuerpo ; son cables telegráficos vivientes, pues los nervios están compuestos por diminutas células que mantienen estrechos contactos entre ellas. Estas células constan de pequeñas prolongaciones que entran en contacto con las prolongaciones de las otras células ; prácticamente, se dan la mano, constituyendo así una cadena a través de la cual circula el Prana.

En cada cuerpo humano, la comunidad celular cuenta con millones y millones de transportistas, de trabajadores, de policías, de soldados… Se estima que en un centímetro cúbico de sangre existen al menos treinta mil millones de hematíes, por no hablar del resto de las células : se trata de una comunidad enorme.

Los hematíes, que son los transportistas comunes del cuerpo, circulan por las arterias y venas llevando el oxígeno desde los pulmones hasta los diferentes tejidos del cuerpo, el cual es necesario para dar vida y energía a estos últimos. En su viaje de regreso a través de las venas, los hematíes transportan las sustancias de desecho del sistema, las cuales se expulsan al exterior por los pulmones, etc. Al igual que una nave mercante, estas células transportan una mercancía en su viaje de ida, y traen una mercancía diferente en su viaje de regreso. Otras células se abren camino a través de las paredes de las arterias, de las venas y de los tejidos, para realizar los trabajos de reparación para los que se han solicitado.

Además de los hematíes, o transportistas, existen muchos otros tipos de células en la sangre. Entre los más interesantes se encuentran los policías y soldados de la comunidad celular. El trabajo de estas células consiste en proteger el sistema contra los gérmenes y bacterias que pueden provocar desórdenes o enfermedades. Cuando uno de estos policías se topa con un germen intruso, la célula lo atrapa y procede a devorarlo, si no es demasiado grande ; si lo es, la célula solicita la ayuda de otras células, cuya unión de fuerzas lo reduce y lo conduce a un lugar del cuerpo desde el que se pueda expulsar al exterior. Las pústulas, las espinillas, etc., son ejemplos de los intrusos que han sido expulsados por estas fuerzas de seguridad del sistema.

Los hematíes tienen mucho trabajo que realizar: transportan el oxígeno a todas las partes del cuerpo; transportan también los nutrientes obtenidos de la comida allá donde se necesiten, para que puedan tener lugar las labores de construcción y reparación; extraen de los nutrientes los elementos que necesitan para producir el jugo gástrico, la saliva, el jugo pancreático, la bilis… y los combinan en la proporción adecuada para su uso… Hacen mil cosas, y están siempre ocupados, cual enjambre de abejas que no dejan de entrar y salir de la colmena. Los profesores Orientales saben y han enseñado desde hace tiempo la existencia y el trabajo de estas «diminutas vidas»; pero la ciencia Occidental debe profundizar en esta cuestión de tal forma que pueda mostrar a la luz los detalles del trabajo celular.

En cada momento de nuestra existencia hay células que nacen y células que mueren. Las células se reproducen alargándose y dividiéndose: la célula original crece hasta que forma dos partes unidas por un pequeño «talle»; luego, esta conexión se rompe y aparecen dos células independientes en lugar de una sola. A su vez, la célula nueva se divide, y así sucesivamente.

Las células permiten que el cuerpo continúe con su trabajo de continua regeneración. Cada parte del cuerpo humano está experimentando un cambio constante, y los tejidos se están renovando constantemente. Nuestra piel, huesos, cabellos, músculos… siempre se están reparando y «actualizando». Son necesarios cuatro meses para remplazar las uñas, y cuatro semanas para remplazar la piel. Cada parte de nuestro cuerpo se desgasta, se repara y se renueva sin parar. Estos pequeños trabajadores —las células— son la empresa que lleva a cabo esta fantástica tarea. Millones de estos pequeños trabajadores siempre se encuentran en movimiento; o trabajan en un puesto fijo, por todo el cuerpo, renovando los tejidos desgastados, remplazando estos por materiales nuevos y expulsando los materiales gastados y tóxicos.

En los animales inferiores, la Naturaleza concede a la Mente Instintiva una libertad y un margen de maniobra considerables. Conforme la vida asciende en la escala, desarrollando las facultades del pensamiento, la Mente Instintiva parece estrechar su círculo. Por ejemplo, el cangrejo y algunos arácnidos pueden regenerar sus patas, sus pinzas, etc.; el caracol es capaz de regenerar incluso partes de su cabeza, incluidos los ojos; algunos peces pueden regenerar la cola; las salamandras y los lagartos también pueden regenerar la cola, incluidos los huesos, los músculos y partes de la columna vertebral. Las formas de vida animal más inferiores tienen el poder prácticamente ilimitado de regenerar partes perdidas; pueden reconstruirse casi al completo, siempre y cuando quede de ellos una mínima parte a partir de la cual construir. Las formas de vida animal superiores han perdido gran parte de este poder de regeneración, y el ser humano es el que más lo ha perdido debido a su forma de vida. Algunos de los hatha-yoguis más experimentados, no obstante, han obtenido resultados maravillosos en lo que respecta a la regeneración. Con paciencia y práctica, cualquiera puede alcanzar este control sobre la Mente Instintiva y sobre las células que están bajo sus órdenes para avanzar en el camino de la renovación de partes enfermas y debilitadas del cuerpo. Pero incluso el ser humano corriente todavía posee un maravilloso poder de recuperación, que se manifiesta constantemente, aunque la mayoría no le presta atención. Hablemos sobre la curación de una herida, por ejemplo. Veamos cómo se lleva a cabo. Vale mucho la pena considerar y estudiar este punto. Es algo tan común que solemos pasarlo por lo alto; sin embargo, es tan maravilloso que el estudiante debería apreciar la grandeza de la inteligencia que se manifiesta y participa en el proceso.

Supongamos que un cuerpo humano presenta una herida: un corte o una rotura provocada por un agente externo. Los tejidos, los vasos sanguíneos y linfáticos, las glándulas, los músculos, los nervios y —a veces— los huesos se cortan, y la armonía se interrumpe. La herida sangra, se abre y causa dolor. Los nervios transportan el mensaje al cerebro, piden a gritos ayuda inmediata, y la Mente Instintiva envía mensajes a todas las partes del cuerpo para encontrar suficientes trabajadores que realicen las labores de reparación, los cuales se desplazan rápidamente hasta el lugar del daño. Mientras tanto, la sangre que brota de los vasos sanguíneos dañados arrastra —o lo intenta— las sustancias extrañas que han penetrado en el organismo, como la suciedad, las bacterias, etc., que actuarían como un veneno si permaneciesen en él. Cuando entra en contacto con el aire del exterior, la sangre se coagula y forma una sustancia pegajosa, un tanto parecida al pegamento, que constituye el comienzo de la futura costra. Los millones de células sanguíneas encargadas de los trabajos de reparación llegan al lugar «a paso ligero», y enseguida comienzan a conectar de nuevo los tejidos, exhibiendo la inteligencia y el empeño más hermosos cuando trabajan. Las células de los tejidos, nervios y vasos sanguíneos de ambos lados de la herida comienzan a crecer y multiplicarse, haciendo que millones de nuevas células nazcan, las cuales, al avanzar desde ambos lados de la herida, terminan por juntarse en el centro de esta. La formación de estas células nuevas parece ser una labor sin sentido, desordenada; pero, al cabo de cierto tiempo, la mano de la inteligencia al mando, por medio de los centros de influencia sujetos a ella, comienza a manifestarse. Las células nuevas de los vasos sanguíneos se conectan con el mismo tipo de células del lado opuesto de la herida, formando así nuevos conductos a través de los cuales puede volver a circular la sangre. Las células de lo que se conoce como tejido conectivo se unen con otras células de su mismo tipo y juntan la herida. Se forman nuevas células nerviosas a cada lado, las cuales, extendiendo sus filamentos, reparan poco a poco las conexiones rotas, hasta que finalmente el mensaje puede volver a circular sin interrupciones. Este trabajo «interior» finaliza cuando los vasos sanguíneos, los nervios y el tejido conectivo se encuentran totalmente reparados. Luego, surgen nuevas células epidérmicas que recomponen la piel sobre la herida —que ya ha sanado para entonces—, finalizando así la tarea. Todo se realiza en orden, con disciplina e inteligencia. La curación de una herida —muy simple en apariencia— coloca al observador meticuloso frente a la Inteligencia que impregna toda la Naturaleza: que contemple la Creación en su labor. La Naturaleza siempre está dispuesta a retirar el velo y permitir que nos adentremos un poco en la cámara sagrada que existe más allá; pero nosotros, criaturas pobres e ignorantes, no hacemos caso de su invitación, sino que la pasamos por alto, y malgastamos nuestra fuerza mental en cuestiones absurdas y propósitos dañinos.

Ya hemos hablado bastante sobre el trabajo de las células.

La Mente Universal, el gran almacén de la «sustancia mental», abastece la mente celular; esta última se encuentra en contacto y está dirigida por la mente de los centros celulares, los cuales, a su vez, están controlados por centros superiores…, hasta que se llega a la Mente Instintiva, la central de control. No obstante, la mente celular no puede manifestarse sin los dos otros principios : Materia y Prana. Necesita material fresco, que le suministra la comida digerida correctamente, para crearse un medio de expresión. También necesita un aporte de Prana, o fuerza vital, para moverse y activarse. El triple principio de la Vida —mente, materia y fuerza— es necesario tanto para las células como para el ser humano. La mente necesita fuerza o energía —Prana— para manifestar su actividad a través de la materia, tanto en lo grande como en lo pequeño, tanto arriba como abajo…

En capítulos anteriores hemos hablado de la digestión y de la importancia de aportar a la sangre la cantidad correcta de nutrientes para que pueda realizar adecuadamente su trabajo de reparación y construcción de las partes del cuerpo. En este capítulo os hemos explicado cómo usan las células los materiales para realizar las labores de construcción, cómo usan los materiales para construirse a sí mismas y cómo se construyen en el cuerpo. Recordad que las células, que son utilizadas como ladrillos, se rodean de los materiales obtenidos de la comida, y así es, digamos, cómo se construyen un cuerpo ; luego, reciben un aporte de Prana y son transportadas hasta el lugar en el que se necesiten, donde se construyen a sí mismas y constituyen nuevos tejidos, huesos, músculos… Sin los materiales adecuados, con los que se construyen un cuerpo, estas células no pueden llevar a cabo sus funciones ; de hecho, no pueden existir. El individuo que se ha dejado «agotar» y sufre de una nutrición imperfecta no posee ni mucho menos la cantidad normal de células sanguíneas : su sistema, por tanto, es incapaz de realizar correctamente el trabajo. Las células han de disponer de materiales con los que construirse un cuerpo, y solo hay una forma de que los reciban : mediante los nutrientes de los alimentos. Si no existe suficiente cantidad de Prana en el sistema, estas células no podrán sacar la energía necesaria para cumplir con su trabajo, y la falta de vitalidad se manifestará en todo el sistema.

En ocasiones, la Mente Instintiva se encuentra tan intimidada y acosada por el intelecto del individuo que decide someterse a los preceptos absurdos y a las amenazas de este ; de esta forma, fracasa en el correcto cumplimiento de su trabajo, y las células no se generan como debe ser. En tales casos, cuando el intelecto consigue comprender la verdad, intenta reparar sus errores pasados, y la Mente Instintiva comienza a tranquilizarse : el primero es plenamente consciente de las funciones de la segunda, y ya sí le permitirá que gobierne su propio reino. Surgen las palabras de ánimo y las alabanzas, hasta que la Mente Instintiva recupera el equilibrio y domina nuevamente la que es su morada. A veces, la Mente Instintiva se encuentra tan influenciada por las nociones anteriores de su dueño o de los del exterior que, debido a su inmensa confusión, tarda mucho tiempo en recobrar el porte y el control. En tales casos, parece ser que algunos de los centros celulares subordinados se han rebelado y se niegan a acatar de nuevo las órdenes del cuartel general.

En ambas situaciones, se necesitan las férreas órdenes de la voluntad para traer la paz y el orden, para que todas las partes del cuerpo cumplan con sus funciones correctamente. Recordad que existen formas de Inteligencia en cada órgano y parte del organismo, y que una orden poderosa de la Voluntad mejorará las condiciones anómalas.

Capítulo 19
La energía del Prana

Al leer este capítulo, el estudiante se dará cuenta de que hay un lado esotérico y otro exotérico en la Filosofía del Bienestar. Con «esotérico» nos referimos a 'que se transmite oralmente a los iniciados', y con «exotérico», a 'que se manifiesta públicamente'. Ambos son opuestos: lo secreto y lo público. El lado exotérico o público de la cuestión consiste en las siguientes teorías: la obtención de los nutrientes de la comida; las propiedades de irrigación y depuración del agua; el beneficio que los rayos solares suponen para el crecimiento y la salud; los beneficios del ejercicio, de la respiración correcta y del aire puro… Estas teorías son bien conocidas tanto en Occidente como en Oriente, tanto por los no ocultistas como por los que sí lo son, y ambos reconocen la verdad y los beneficios que se pueden obtener de ellas al ponerlas en práctica. Pero existe otro lado bastante familiar para los Orientales y los ocultistas en general, aunque poco familiar para el mundo Occidental y, generalmente, desconocido entre los que no prestan atención a los estudios ocultistas. El aspecto esotérico de la cuestión gira en torno a lo que los Orientales conocen como Prana. Estos últimos, y todos los ocultistas, saben que el ser humano obtiene de su comida Prana y nutrientes; del agua que bebe, Prana y ese efecto depurativo, de limpieza; del ejercicio físico, Prana —debidamente distribuido— y el simple desarrollo muscular; de los rayos del sol, Prana y calor; y del aire que respira, Prana y oxígeno. El aspecto del Prana es indisociable de toda la Filosofía del Bienestar, y los estudiantes deben tenerlo en seria consideración. Si tal es el caso, debemos hacernos la siguiente pregunta: ¿qué es el Prana?

Hemos explicado la naturaleza y los usos del Prana en nuestro libro La ciencia de la respiración, y también en *La filosofía yogui y el ocultismo Oriental*, más conocido como *Las lecciones yoguis*. No nos gusta rellenar las páginas de este libro con lo que podría parecer una repetición de lo que ya ha aparecido en nuestros otros escritos. Pero en este caso, y en algunos más, hemos de reescribir lo que ya hemos dicho, porque es posible que muchos lectores del presente libro no hayan leído nuestras otras publicaciones, y sería injusto omitir cualquier mención del Prana. Además, una obra sobre la Filosofía del Bienestar carente de una descripción del Prana sería absurda. No utilizaremos mucho espacio para esta descripción, e intentaremos explicar solo lo esencial de la cuestión.

Ocultistas de todos los tiempos y lugares siempre han enseñado a unos pocos discípulos —normalmente de manera secreta— que en el aire, en el agua, en la comida y en la luz solar se puede encontrar una sustancia o principio del que deriva toda actividad, energía, poder y vitalidad. Difieren en los términos y nombres que atribuyen a esta fuerza, así como en los detalles de sus teorías; pero el principio general se puede encontrar en todas las enseñanzas y filosofías ocultistas, y durante siglos ha estado presente en las enseñanzas y prácticas de los yoguis Orientales. Hemos preferido designar este principio vital con el nombre con el que se conoce entre los maestros hindúes, los gurúes y los *chelas**, y, con este propósito, hemos utilizado el término sánscrito «prana», que significa 'energía absoluta'.

Las autoridades ocultistas enseñan que el principio que los hindúes llaman Prana es el principio universal de energía o de fuerza, y que toda la energía o la fuerza deriva de este principio, o más bien, es una manifestación particular de este principio. No nos centraremos en este trabajo en el estudio de la cuestión al completo, sino que nos limitaremos a la comprensión del Prana como el principio de energía que se manifiesta en todo ser vivo, el cual los diferencia de los seres inertes. Podemos considerarlo como el principio activo de la vida, o la Fuerza Vital, si así lo preferís. Se encuentra en todas las formas de vida, desde la ameba hasta el ser humano, desde la forma de vida vegetal más elemental hasta la forma de vida animal más compleja.

El Prana se extiende por doquier. Se encuentra en todas las formas de vida; pero como la filosofía ocultista enseña que todas las cosas —todos

---

* 1. N.d.T. El significado con el que debe interpretarse, 'discípulo de un gurú', no lo recoge el Diccionario de la lengua española, de ahí su escritura en cursiva.

los átomos— constan de vida y que, por tanto, la aparente inexistencia de vida en algunos seres solo es un nivel de manifestación inferior, podemos comprender de sus enseñanzas que el Prana está presente en cualquier parte, en todo. El Prana no se debe confundir con el ego, esa porción del Espíritu Divino que existe en cada alma y alrededor de la cual se reúnen la materia y la energía. El Prana es simplemente una forma de energía que el ego utiliza para su manifestación material. Cuando el ego abandona el cuerpo, el Prana, al no estar ya bajo su control, solo responde a las órdenes de los átomos individuales, o a los grupos de átomos que constituyen el cuerpo; cuando este último se desintegra y se reduce a sus elementos originales, cada átomo absorbe suficiente Prana para poder formar nuevas combinaciones; por su parte, el Prana que no se utiliza regresa al gran almacén universal del que procede. Gracias al control de la Voluntad del ego, existe la cohesión, los átomos se mantienen unidos.

Prana es el nombre con el que designamos un principio universal, que es la esencia de todo movimiento, fuerza o energía; que se manifiesta en la gravitación, la electricidad, la rotación de los planetas y todas las formas de vida, desde la más simple a la más compleja. Se le podría llamar el alma de la Fuerza y la Energía en todas sus formas, ese principio que, actuando de una manera concreta, provoca esa forma de actividad que acompaña la Vida.

Este gran principio se encuentra en todas las formas materiales, aunque él no es una materia: está en el aire, pero no es aire, ni uno de sus componentes químicos; está en la comida, pero no es lo mismo que las sustancias nutritivas que existen en ella; está en el agua, pero no es ninguna de las sustancias químicas que, al combinarse, forman el agua; está en la luz del sol, pero no es ni el calor ni los rayos de luz. Es la energía de todos estos elementos, los cuales actúan solo como portadores. El ser humano es capaz de extraerlo del aire, la comida, el agua y la luz solar, y hacer que su organismo se beneficie de él. Pero no nos malinterpretéis: no tenemos intención de proclamar que el Prana se encuentre en estas cosas para que pueda ser utilizado por el ser humano. El Prana se encuentra en estas cosas para cumplir con la gran ley de la Naturaleza, y la habilidad que tiene el ser humano de extraer una parte de él y utilizarla es meramente una casualidad. Aunque el ser humano no existiese, la fuerza sí lo haría.

Este gran principio se encuentra en todas las formas materiales, aunque él no es una materia. Está en el aire, pero no es ni aire ni uno de sus componentes químicos. Los animales y las plantas lo respiran con el aire, y, sin embargo, morirían si el aire no lo contuviese, por mucho aire que aspirasen. El sistema lo absorbe junto con el oxígeno, pero no es el oxígeno.

El Prana se encuentra en el aire atmosférico, pero también en otros sitios, y llega allí donde el aire no puede llegar. El oxígeno del aire juega un papel importante para el mantenimiento de la vida animal, y el carbono juega un papel similar en el caso de la vida vegetal. Pero el Prana tiene su propio papel en la manifestación de la vida, al margen de las funciones fisiológicas.

De manera constante, inhalamos el aire cargado de Prana, extraemos este último de aquel y nos apropiamos de él para nuestro uso personal. El Prana se encuentra en absoluta libertad en el aire atmosférico, que está bastante cargado de Prana cuando es fresco, puro. Absorbemos Prana del aire más fácilmente que de cualquier otra fuente. Al respirar de manera normal, absorbemos y extraemos una cantidad normal de Prana; pero si controlamos y regulamos la respiración (lo que se conoce como la respiración yogui), seremos capaces de extraer una cantidad mucho mayor, que será almacenada en el cerebro y los centros nerviosos para que se pueda utilizar cuando se necesite. Podemos almacenar el Prana, al igual que una batería almacena la electricidad. Los varios poderes que se han atribuido a los ocultistas avanzados se deben en gran parte a su conocimiento de este hecho, así como a su uso inteligente de la energía almacenada. Los yoguis saben que mediante ciertas formas de respirar pueden regular el aporte de Prana y hacer uso de la cantidad que requieran; de esta forma, además de fortalecer todas las partes del cuerpo, su cerebro puede recibir energía extra de la misma fuente, así como desarrollar facultades latentes y obtener poderes psíquicos. Quien domina el conocimiento de almacenar el Prana, ya sea de manera consciente o inconsciente, suele irradiar una vitalidad y una fuerza que sienten los que se aproximan a esa persona. Ese individuo puede transmitir esta fuerza a los demás, hacer que la vitalidad y la fuerza de los demás también aumenten. Lo que se conoce como curación magnética se lleva a cabo de esta forma, aunque muchos individuos no son conscientes de la fuente de su poder.

Los científicos Occidentales apenas conocen este gran principio del que está cargado el aire; pero debido a que no pueden encontrar ningún rastro químico de él ni registrarlo por medio de sus instrumentos, han solido tratar esta teoría Oriental con desdén. Como no pueden explicar este principio, lo niegan. Ahora bien, parece que reconocen que el aire posee, en ciertos lugares, una gran cantidad de «algo», y los médicos mandan a los enfermos a buscar estos lugares, con la esperanza de que recuperen la salud perdida.

El oxígeno del aire es tomado por la sangre, y el aparato circulatorio hace uso de él. El Prana del aire es tomado por el sistema nervioso, que lo utiliza para realizar sus funciones. Al igual que la sangre oxigenada circula por todo el sistema para llevar a cabo sus funciones de construcción y abastecimiento, el Prana circula por todas las partes del sistema nervioso, fortaleciéndolo y revigorizándolo. Si pensamos en el Prana como el principio activo de lo que llamamos vitalidad, seremos capaces de hacernos una idea mucho más clara del importante papel que juega en nuestras vidas. De la misma manera en que el oxígeno de la sangre se consume debido a las necesidades del sistema, el aporte de Prana que toma el sistema nervioso se agota cuando pensamos, deseamos, actuamos, etc.; por tanto, surge la necesidad constante de reponerlo. Cada pensamiento, cada acto, cada esfuerzo de la voluntad, cada movimiento de los músculos… gasta una cantidad concreta de lo que nosotros llamamos fuerza, que es en realidad una forma de Prana. Para mover un músculo, el cerebro envía un impulso a través de los nervios, y el músculo se contrae, consumiéndose, de esta forma, Prana. Cuando se recuerda que buena parte del Prana que adquirimos procede del aire que inhalamos, es fácil comprender la importancia de respirar correctamente.

Se puede observar que las teorías científicas Occidentales en lo que respecta a la respiración se limitan a los efectos derivados de la absorción del oxígeno y a su uso en el aparato circulatorio, mientras que la teoría yogui también tiene en cuenta la absorción del Prana y su manifestación a través de los canales del sistema nervioso. Antes de seguir avanzando, conviene echar un rápido vistazo a este último.

El sistema nervioso está dividido en dos grandes sistemas, a saber: el sistema nervioso central y el sistema nervioso autónomo.

El sistema nervioso central está compuesto por todas las partes del sistema contenidas en el interior de la cavidad craneal y la espina dorsal, es decir, el encéfalo y la médula espinal, junto a los nervios que parten de esta última. Este sistema controla las funciones de la vida animal conocidas como volición, sensación…, y regula la vista, el oído, el gusto, el olfato, el tacto… Infunde movimiento, y es utilizado por el ego para pensar, para manifestar una consciencia: es el instrumento con el que el ego se comunica con el mundo exterior. El sistema puede ser comparado con una estación telefónica, donde el conjunto formado por el encéfalo y la columna vertebral sería la oficina central, y los nervios, las líneas.

El encéfalo es una gran masa de tejido nervioso que consta de tres partes: el cerebro, que ocupa la parte superior, media, delantera y trasera del cráneo; el cerebelo, o «pequeño cerebro», que rellena su parte inferior y trasera; y el bulbo raquídeo, que es el comienzo de la médula espinal, situado bajo el cerebelo.

El cerebro es el órgano de la parte de la mente que se manifiesta en la actividad intelectual. El cerebelo regula el movimiento de los músculos voluntarios. El bulbo raquídeo es el extremo superior de la espina dorsal, y desde este y el cerebro se bifurcan los nervios craneales que alcanzan las diferentes partes de la cabeza, los órganos de los sentidos especiales, algunos de los órganos torácicos y abdominales y los órganos de la respiración.

La médula espinal se aloja en la espina dorsal, en la columna vertebral. Es una importante masa de tejido nervioso que, a partir de las múltiples vértebras, se bifurca en los nervios que se comunican con todas las partes del cuerpo. La médula espinal es como una línea telefónica principal, y los nervios que emergen de ella son como las líneas privadas que están conectadas a ella.

El sistema nervioso autónomo incluye todas las partes del sistema que se localizan fundamentalmente en la cavidad torácica, la abdominal y la pélvica. Se distribuye por los órganos internos y posee control sobre los procesos involuntarios, como el crecimiento, la digestión, etc.

El sistema nervioso autónomo está formado por una cadena doble de ganglios situada en la espina dorsal y por los ganglios que se encuentran dispersos por la cabeza, el cuello, el pecho y el abdomen. Un ganglio es la masa de material nervioso que integran las células nerviosas. Estos ganglios están conectados entre sí mediante filamentos; también están conectados con el sistema nervioso central mediante los nervios motores y sensoriales. A partir de estos ganglios, numerosas fibras se extienden por los órganos del cuerpo, los vasos sanguíneos, etc. Los nervios se reúnen en varios puntos, formando lo que se conoce como plexo. El sistema autónomo controla los procesos involuntarios, como la circulación, la respiración y la digestión.

El poder o la fuerza transmitida por el cerebro a todas las partes del cuerpo mediante los nervios se conoce en la ciencia Occidental como fuerza nerviosa, aunque los yoguis saben que es una manifestación de Prana. Por su carácter y rapidez, se parece a la corriente eléctrica. Sin esta «fuerza nerviosa», el corazón no podría latir, la sangre no podría circular, los pulmones no podrían respirar, los múltiples órganos no podrían funcionar…; de hecho, la maquinaria del cuerpo se detendría sin ella. Y hay más: el cerebro no podría pensar si el Prana no estuviera presente. Cuando se tienen en cuenta estos hechos, la importancia de la absorción del Prana debe ser evidente para todos, y la Ciencia de la Respiración cobra una importancia incluso mayor de lo que la ciencia Occidental quiere reconocer.

Las enseñanzas yoguis van más lejos que la ciencia de Occidente en un aspecto importante del sistema nervioso: nos referimos a lo que estas enseñanzas llaman plexo solar, considerado simplemente como otra de las varias redes de ganglios y nervios simpáticos enredados que se encuentran en diferentes partes del cuerpo. La ciencia yogui enseña que este plexo solar es en realidad una parte importantísima del sistema nervioso, una especie de cerebro que juega uno de los papeles principales en la economía humana. Parece que la ciencia Occidental está reconociendo poco a poco este hecho que los yoguis de Oriente conocen desde hace siglos, e incluso algunos autores Occidentales han otorgado el nombre de «cerebro abdominal» al plexo solar.

El plexo solar se localiza en la región epigástrica, justo detrás de la «boca del estómago», a cada lado de la columna vertebral. Está compuesto de materia gris y materia blanca similares a las que componen los «otros cerebros» del ser humano. Posee control sobre los principales órganos internos y cumple con una función mucho más importante de lo que en general se piensa. No ahondaremos en la teoría yogui sobre el plexo solar: solo diremos que ellos saben que se trata del almacén principal de Prana. Se sabe de personas que han muerto en el acto al recibir un golpe en el plexo solar, y luchadores de peso reconocen su vulnerabilidad y suelen paralizar temporalmente a sus oponentes golpeándolos en esta región.

El término «solar» hace honor a «cerebro», pues irradia fuerza y energía a todas las partes del cuerpo; incluso los «cerebros superiores» dependen en gran medida de este almacén de Prana. Antes o después, la ciencia Occidental reconocerá por completo la verdadera función del plexo solar, el cual ocupará una posición más privilegiada en sus libros y sus enseñanzas.

Capítulo 20
Ejercicios pránicos

En capítulos anteriores de este libro, os hemos explicado cómo se puede obtener el Prana del aire, de la comida y del agua. Os hemos dado una descripción detallada sobre la respiración, la digestión y el uso de los líquidos. Ya nos queda poco que decir sobre esta cuestión. Pero antes de pasar a otra cosa, hemos pensado que sería bueno enseñaros un poco la teoría y la práctica más elevadas de la Filosofía del Bienestar: trataremos la adquisición y distribución del Prana. Nos referimos a lo que se ha llamado «Respiración Rítmica», la piedra angular de gran parte de las prácticas de la Filosofía del Bienestar.

Todo reside en la vibración.

Desde el átomo más diminuto hasta el más grande de los soles, todo se encuentra en un estado de vibración. En la Naturaleza, no existe nada en reposo absoluto: un simple átomo desprovisto de vibración causaría estragos en el universo. El trabajo universal se lleva a cabo mediante la vibración constante. La energía moldea la materia sin cesar, y el resultado son las incontables formas y variedades. No obstante, ni siquiera estas formas y variedades son permanentes, pues comienzan a cambiar en cuanto son creadas; de ellas nacen innumerables formas, las cuales cambian a su vez y producen formas más nuevas, y así sucesivamente, en una sucesión infinita.

Nada es permanente en el mundo de las formas, salvo la gran Realidad, que jamás cambia. Las formas no son sino apariencias: vienen y van. Pero la Realidad es eterna e inalterable.

Los átomos del cuerpo humano vibran constantemente. Los cambios que se producen jamás cesan. En pocos meses se produce un cambio casi completo en la materia que constituye el cuerpo, y, en algunos meses más, apenas se podrá encontrar un solo átomo que no haya cambiado.

La vibración constante. El cambio constante.

En toda vibración se puede encontrar cierta armonía, cierto ritmo. El ritmo está presente por todo el universo: la rotación de los planetas alrededor del sol, la subida y bajada de los mares, el latido del corazón, las mareas… Todo sigue las leyes del ritmo. Los rayos del sol nos alcanzan y la lluvia cae sobre nosotros: obedecen a la misma ley. Todo crecimiento no es sino una exhibición de esta ley. Todo movimiento es la manifestación de la ley del ritmo.

Nuestros cuerpos están sujetos a las leyes del ritmo de la misma forma en que lo está el planeta en su rotación alrededor del sol. Gran parte del lado esotérico de la Ciencia de la Respiración yogui se basa en este conocido principio de la Naturaleza. Al estar en armonía con el ritmo del cuerpo, el yogui consigue absorber una gran cantidad de Prana, del que dispone para obtener los resultados que desea. Hablaremos más en profundidad sobre esta cuestión algo después.

El cuerpo que ocupáis es como un pequeño golfo que se adentra en la tierra. Aunque en apariencia está sujeto solo a sus propias leyes, en realidad está sometido a las subidas y bajadas de la marea. El gran océano de la vida avanza y retrocede, se eleva y desciende, y nosotros respondemos a sus vibraciones y su ritmo. En circunstancias normales, recibimos la vibración y el ritmo del gran océano de la vida, y respondemos a ello; pero a veces, el punto de encuentro entre el océano y el golfo se obstruye, de manera que no podemos recibir el impulso de la Madre Océano, manifestándose así la falta de armonía en nuestro interior.

Todos habéis escuchado que la nota de un violín, si se toca con ritmo y sin interrupción, comenzará a provocar vibraciones que, con el tiempo, podrían destruir un puente. El mismo resultado se obtendría cuando un regimiento de soldados cruza un puente, aunque en tales casos siempre se da la orden de «romper el paso», por miedo a que la vibración termine con el puente, y con el regimiento. Estas manifestaciones de los efectos del movimiento rítmico os darán una idea del efecto que tiene en el cuerpo la Respiración Rítmica. Todo el sistema capta la vibración y se sincroniza con la voluntad, lo que provoca el movimiento rítmico de los pulmones; mientras se encuentre en esta completa armonía, el sistema responderá con facilidad a las órdenes de la voluntad. Con esta consonancia en el cuerpo, el yogui no encuentra ninguna dificultad a la hora de hacer que la circulación incremente en cualquier parte del cuerpo mediante una orden de la voluntad; de la misma forma, puede hacer que cualquier órgano reciba un incremento de fuerza nerviosa, fortaleciéndolo y estimulándolo.

De esta forma, el yogui, por así decirlo, «sigue la oscilación» mediante la Respiración Rítmica, y puede absorber y controlar un incremento enorme de Prana, el cual pasa a disposición de su voluntad. En efecto, lo utiliza como vehículo para enviar pensamientos a los demás y para atraer hacia sí a aquellos cuyos pensamientos están sintonizados en la misma frecuencia. Los fenómenos de la telepatía, transferencia de pensamientos, sanación mental, mesmerismo*…, campos por los que Occidente se interesa mucho actualmente, pero que los yoguis conocen desde hace siglos, se pueden aumentar sobremanera si el individuo que proyecta sus pensamientos sigue la Respiración Rítmica para hacerlo. Esta última multiplica varias veces el valor de la sanación mental, la sanación magnética, etc.

En la Respiración Rítmica, lo principal es la idea mental del ritmo. Para los que saben algo sobre música, la idea de contar siguiendo un compás es familiar. Para los demás, la marcha militar podría servir: izquierda, derecha, izquierda, derecha, izquierda, derecha…

El yogui basa el ritmo en una unidad que corresponda con el latido de su corazón. El latido cardíaco varía de un individuo a otro; la unidad del latido cardíaco de cada persona es el estándar de ritmo correcto para la Respiración Rítmica de esa persona en concreto. Comprobad vuestro latido cardíaco normal tomándoos el pulso con los dedos, y después contad: 1, 2, 3, 4, 5, 6; 1, 2, 3, 4, 5, 6…, hasta que retengáis el ritmo en vuestra mente. Un poco de práctica os permitirá fijar el ritmo, para que siempre lo tengáis presente. Normalmente, el principiante inhala en unas seis unidades de pulsación, pero mediante la práctica será capaz de mejorar esa marca.

---

* 1. N.d.T. Doctrina basada en la existencia de un éter invisible o fuerza universal que atraviesa los cuerpos y podría influir en el estado o el comportamiento de los mismos

La regla yogui para la Respiración Rítmica es que las unidades de inhalación y exhalación sean iguales en número; por su parte, las unidades de retención y las que miden el tiempo entre una respiración* y otra deben ser la mitad de las de inhalación y exhalación.

El siguiente ejercicio, la Respiración Rítmica, se debería dominar a la perfección, pues constituye la base de otros muchos ejercicios, de los que hablamos justo después:

1. Sentaos erguidos en una postura cómoda, asegurándoos de que mantenéis el pecho, el cuello y la cabeza en línea recta tanto como os resulte posible, con los hombros ligeramente retrasados y las manos apoyadas sobre el regazo. En esta postura, que se puede conservar con facilidad, gran parte del peso del cuerpo es soportado por las costillas. Los yoguis descubrieron que no se puede sacar el máximo partido a la Respiración Rítmica si se mantienen el pecho retraído y el abdomen hacia afuera.

2. Inspirad profunda y lentamente contando seis unidades de pulsación.

3. Mantened el aire contando tres.

4. Exhalad lentamente a través de la nariz contando seis.

5. Contad tres latidos del corazón antes de volver a respirar.

6. Repetidlo algunas veces más, pero no os canséis desde el principio.

7. Cuando estéis listos para concluir el ejercicio, practicad la Respiración Purificadora, que relajará vuestros pulmones y a vo-

---

* 2. N.d.T. Debe interpretarse como el proceso completo de respiración, es decir, la inspiración, la retención del aire, la expulsión de este y el pequeño intervalo de tiempo que transcurre hasta que volvemos a inspirar.

sotros también.

Tras un poco de práctica, podréis incrementar la duración de las inhalaciones y exhalaciones hasta alcanzar aproximadamente las quince unidades de pulsación. No olvidéis que las unidades de retención y las unidades contadas entre una respiración y otra deben ser la mitad de las unidades de inhalación y exhalación.

Procurad no esforzaros demasiado por querer incrementar la duración de la respiración; pero prestad toda la atención posible a la adquisición del ritmo, puesto que es más importante que la duración de aquella. Practicad hasta que adquiráis la «oscilación» del movimiento y casi podáis «sentir» el ritmo de la vibración por todo el cuerpo. Son necesarias la práctica y la perseverancia, pero os encantará ver cómo progresáis, lo que hará que la tarea sea cada vez más fácil. El yogui es alguien más que paciente y perseverante, y sus mayores logros se deben en gran parte a la posesión de estas cualidades.

Generación de Prana

1. Acostaos en el suelo o en la cama, completamente relajados, con las manos colocadas sobre el plexo solar (encima de la boca del estómago, donde las costillas comienzan a separarse), y respirad de manera rítmica.

2. Tras haber establecido el ritmo, quered que con cada inspiración atraigáis un incremento de Prana o energía vital del almacén Universal, el cual será tomado por el sistema nervioso y almacenado en el plexo solar.

3. En cada exhalación, quered que el Prana o la energía vital sea distribuida por todos los órganos, todos los músculos, todas las células y átomos, todos los nervios, todas las venas y arterias; desde la cabeza hasta los pies, que fortalezca y estimule cada nervio, que recargue cada centro nervioso y envíe energía, fuerza

y resistencia por todo el sistema.

4. Mientras ejercitáis la voluntad, intentad formar una imagen
    mental de la afluencia del Prana : penetra por los pulmones y se
    almacena inmediatamente en el plexo solar, y luego, durante la
    exhalación, se envía por todo el sistema, hasta los dedos de los
    pies.

No es necesario ningún esfuerzo para utilizar la Voluntad. Simplemente,
todo lo que se necesita es que ordenéis lo que queréis que se produzca,
y que después forméis su imagen mental. Una orden tranquila, junto
con una imagen mental, es mucho mejor que una voluntad forzada, la
cual solo quema energía innecesariamente.

El ejercicio anterior es excelente : refresca y fortalece sobremanera el
sistema nervioso y produce una sensación de descanso por todo el cuerpo. Es especialmente beneficioso en casos en los que se está cansado
o se aprecia una falta de energía.

Cambiar la Circulación

1. Tumbados o sentados erguidos, respirad de manera rítmica.

2. Cuando exhaléis, dirigid la circulación a la parte que queráis, la
    cual puede estar sufriendo de una circulación imperfecta.

Es efectivo para cuando se tienen los pies fríos o en casos de dolor
de cabeza. En ambas situaciones, la sangre se envía hacia abajo : en el
primer caso, para calentar los pies ; en el segundo caso, para relajar la
elevada presión en el cerebro. Podréis sentir una sensación de calor en
las piernas a medida que la circulación desciende. En gran parte, la circulación está bajo el control de la voluntad, y la Respiración Rítmica
hace que la tarea sea más sencilla.

Recarga

Si sentís que el nivel de vuestra energía vital es bajo, que necesitáis aumentar rápidamente vuestras reservas de energía, el mejor método consiste en pegar los pies y entrelazar los dedos de ambas manos de la forma que más cómoda os resulte. Así se cierra el circuito, por así decirlo, y se evita cualquier fuga del Prana a través de las extremidades. Respirad de manera rítmica unas pocas veces, y sentiréis el efecto de la recarga.

Estimulación Cerebral

Los yoguis descubrieron que el siguiente ejercicio es más que útil para la estimulación de la acción del cerebro, con el fin de razonar y pensar de manera clara. Su efecto es maravilloso : despeja el cerebro y el sistema nervioso, de manera que quienes deben llevar a cabo una actividad mental verán que les resulta muy útil, tanto para poder realizar mejor dicha actividad como para refrescar y despejar la mente tras un trabajo intelectual intenso.

1. Sentaos en una postura erguida, manteniendo la columna vertebral recta y la mirada al frente ; las manos deben descansar sobre la parte superior de las piernas.

2. Respirad de manera rítmica, pero en lugar de respirar por ambos orificios de la nariz, como es habitual en otros ejercicios, taponaos el orificio izquierdo con el pulgar e inhalad a través del derecho.

3. Retirad el pulgar y taponaos el orificio derecho ; a continuación, exhalad a través del izquierdo.

4. Después, inhalad por el orificio izquierdo y, taponando este último, exhalad por el derecho.

5. Luego, inspirad a través del derecho y exhalad por el izquierdo, y así sucesivamente ; alternad los orificios como hemos explicado :

taponando el orificio que no utilicéis con el pulgar o cualquier otro dedo.

Esta es una de las formas más antiguas de respiración yogui; es bastante importante y valiosa, y merece la pena aprenderla.

Los yoguis encuentran bastante divertido el saber que para Occidente este método suele presentarse como «todo el secreto» de la respiración yogui. En la mente de muchos lectores Occidentales, la respiración yogui tan solo sugiere la imagen de un hindú sentado erguido y que alterna los orificios nasales durante la respiración. «Esto es todo. Nada más». Confiamos en que este pequeño trabajo abra los ojos Occidentales a las grandes posibilidades de la respiración yogui, así como a las numerosas maneras de practicarla.

La Gran Respiración Psíquica Yogui

Los yoguis poseen una forma favorita de respiración psíquica, que practican de vez en cuando, a la que se ha dado un término sánscrito más o menos equivalente. La hemos mencionado al final porque requiere que el estudiante practique la Respiración Rítmica y la representación mental, algo que puede adquirir mediante los ejercicios anteriores.

Los principios generales de la Gran Respiración se pueden resumir en el viejo dicho hindú: «Bendito sea el yogui que puede respirar a través de sus huesos». Este ejercicio llenará de Prana todo el sistema; el estudiante emergerá con sus huesos, sus músculos, sus nervios, sus células, sus tejidos y sus órganos repletos de energía y fuerza gracias al Prana y la Respiración Rítmica. Se trata de una limpieza a fondo del sistema. Quien la practique tendrá la sensación de haber recibido un cuerpo nuevo, recién creado, desde el cuero cabelludo hasta los dedos de los pies.

Dejaremos que el ejercicio hable por sí solo:

1. Acostaos en una posición relajada y cómoda.

2. Respirad de manera rítmica hasta que establezcáis perfecta-

mente el ritmo.

3. A continuación, inhalad y exhalad con las siguientes imágenes mentales:

    *   El aire es absorbido por los huesos de las piernas, y después lo expulsan.

    *   El aire es absorbido por los huesos de los brazos, por el cráneo, por el estómago y por la zona genital.

    *   El aire viaja de arriba abajo a través de la columna vertebral.

    *   El aire se inhala y se exhala a través de cada poro de la piel.

    *   Todo el cuerpo se llena de Prana y de vida.

4. Luego, respirando de manera rítmica y con la imagen mental correspondiente, enviad la corriente de Prana a los Siete Centros Vitales, en el orden que sigue:

    *   la parte delantera de la cabeza;

    *   la parte trasera de la cabeza;

    *   la base del cerebro;

    *   el plexo solar;

    *   la región sacra (parte inferior de la columna vertebral);

    *   la región umbilical;

    *   la zona genital.

5. A continuación, «barred» la corriente de Prana, de arriba abajo, desde la cabeza a los pies, varias veces.

6. Terminad con la Respiración Purificadora.

Capítulo 21
La Ciencia de la Relajación

La «Ciencia de la Relajación» constituye una parte muy importante de la Filosofía del Bienestar. Son muchos los yoguis que han dedicado mucho tiempo y atención al estudio de esta rama. De antemano, puede que la idea de enseñar a la gente a relajarse, a descansar, parezca ridícula al lector corriente, pues todos deberíamos saber cómo realizar esta sencilla actividad. Y el lector corriente tiene razón… en parte. La Naturaleza nos enseña a relajarnos y descansar a la perfección : el recién nacido es el máximo experto en la materia. Pero, a medida que crecemos, adquirimos muchos hábitos artificiales y dejamos que los hábitos originales —naturales— se extingan. Por tanto, en los tiempos que corren, los Occidentales podrían aceptar que los yoguis arrojen algo de luz sobre esta cuestión.

Cualquier médico puede dar algunos ejemplos interesantes que demuestran la incapacidad de los individuos a la hora de comprender los principios fundamentales de la relajación ; sabe que un gran porcentaje de las afecciones nerviosas se debe al desconocimiento del descanso.

El descanso y la relajación son muy diferentes de la pereza, la holgazanería… Quienes han dominado la Ciencia de la Relajación suelen ser el tipo de personas más activas y enérgicas ; pero no desperdician sus fuerzas : para ellos, cada movimiento cuenta.

Consideremos la cuestión de la relajación e intentemos ver lo que significa. Para comprenderla mejor, primero debemos considerar su opuesto : la contracción.

Cuando queremos contraer un músculo para llevar a cabo una acción, el cerebro envía un impulso a aquel ; un aporte extra de Prana se dirige hacia el músculo, que termina por contraerse. El Prana viaja a través de los nervios motores, alcanza el músculo y provoca que los extremos de este se aproximen, ejerciendo así una fuerza en la extremidad o parte que deseamos mover, activándola. Si queremos mojar una pluma en el tintero, nuestro deseo entra en acción mediante la corriente de Prana que el cerebro envía a unos músculos concretos —los del brazo, la mano y los dedos—, que se contraen para llevar la pluma hasta el tintero, mojarla en él y escribir con ella sobre el papel. Lo mismo ocurre con cada acto del cuerpo, consciente o inconsciente. En los actos conscientes, las facultades conscientes mandan un mensaje a la Mente Instintiva, la cual obedece inmediatamente a esta orden mediante el envío de la corriente de Prana a la parte deseada. En los movimientos inconscientes, la Mente Instintiva no espera las órdenes, sino que ella misma se ocupa de todo el trabajo, tanto de enviar las órdenes como de ejecutarlas. Toda acción, consciente o inconsciente, gasta una cantidad de Prana concreta. Si la cantidad consumida es excesiva con respecto a la cantidad que el sistema ha sido capaz de almacenar, el resultado es que el individuo se debilita y se «desgasta». La fatiga de un músculo en particular es algo diferente, y se debe a que se le ha solicitado para realizar un trabajo al que no está acostumbrado, con el consiguiente e inusual envío de Prana que ha sido utilizado para la contracción del músculo.

Hasta el momento, hemos hablado solo de los movimientos perceptibles del cuerpo, que proceden de la contracción muscular, de la corriente de Prana dirigida al músculo. No obstante, existe otra manera de gastar Prana —con su consiguiente desgaste muscular— que no resulta tan familiar para la mayoría de nosotros. Quienes viven en la ciudad sabrán a qué nos referimos cuando comparamos el gasto de Prana con el gasto de agua ocasionado por haber olvidado cerrar el grifo: el agua gotea y desaparece por el desagüe durante horas y horas. Pues bien, esto es lo que muchos de nosotros hacemos constantemente, es decir, dejar que nuestro Prana gotee y forme un torrente continuo, con el consiguiente deterioro muscular y, de hecho, de todo el sistema.

Sin duda, nuestros estudiantes están familiarizados con este axioma de la Psicología: «El pensamiento toma forma mediante la acción». Nuestro primer impulso cuando deseamos hacer algo consiste en realizar el movimiento muscular necesario para cumplir la acción que procede del pensamiento. Ahora bien, es posible que otro pensamiento nos disuada de realizar dicho movimiento, un pensamiento que nos muestre la conveniencia de reprimir la acción. Podemos estar rojos de ira y experimentar el deseo de golpear a la persona que nos provoca esa ira. El pensamiento apenas se ha formado en nuestra mente antes de que demos el primer paso para golpearla; pero antes de que el músculo se mueva en efecto, nuestro juicio hace que enviemos un impulso represivo (todo en una fracción de segundo), de manera que el conjunto de músculos antagonistas reprime la acción de dar el primer paso. Esta doble acción, ordenar y revocar la orden, se realiza con tanta rapidez que la mente no puede asimilar la idea de movimiento. Sin embargo, el músculo ya ha comenzado a tensarse a raíz del impulso de golpear a la persona en el momento en que el impulso represivo pone en funcionamiento el conjunto antagonista para detener dicho movimiento.

Este axioma, estudiado en sus últimos detalles, consiste en la creación de una ligera corriente de Prana en el músculo —una ligera contracción muscular— que le haga obedecer a los pensamientos desenfrenados, con un gasto constante de Prana y un perpetuo desgaste y deterioro del sistema nervioso y de los músculos. Muchos individuos que poseen un hábito mental irritable, excitable e impulsivo mantienen sus nervios siempre en funcionamiento y sus músculos tensos, debido a una serie de estados mentales descontrolados y desenfrenados. Los pensamientos toman forma mediante la acción. Un individuo con el carácter y los hábitos que acabamos de describir siempre deja que sus pensamientos se manifiesten mediante las corrientes enviadas a los músculos y la corriente revocadora que las sigue inmediatamente después. Por el contrario, el individuo que posee de manera natural o adquirida una mente tranquila y controlada no sentirá tales impulsos, ni los resultados que de ellos derivan; camina seguro de sí mismo, bajo control, y no permite que sus pensamientos tomen posesión de él: él es el amo, no el esclavo.

La costumbre que tienen los pensamientos excitados de intentar tomar forma mediante la acción, así como la represión de los mismos, suelen convertirse en un hábito regular, crónico; los nervios y músculos del individuo que padece de ello siempre están bajo tensión, y el resultado es la existencia de un drenaje constante de la vitalidad que posee el sistema.

Ciertos músculos de estas personas suelen encontrarse en tensión, lo que significa que una corriente de Prana —no necesariamente fuerte— no deja de brotar de ellos; igualmente, esta tensión significa que los nervios están siempre en funcionamiento, transportando el Prana.

Recordamos haber oído la historia de una ancianita que viajaba en tren a una ciudad cercana. Tan escasas eran las distracciones y tan ansiosa estaba por llegar a su destino que era incapaz de sentarse correctamente, con la espalda apoyada contra el respaldo; permaneció sentada en el filo del asiento, con el cuerpo inclinado hacia adelante durante las dieciséis millas de viaje. Intentaba contribuir al movimiento del tren empujándolo mentalmente en la dirección correcta. Los pensamientos de esta ancianita estaban tan firmemente concentrados en el final del viaje que tomaron forma mediante la acción, provocando así una contracción muscular en vez de la relajación que la mujer podía permitirse durante el camino.

Muchos de nosotros lo hacemos igual de mal: nos inclinamos hacia adelante, ansiosos, si nos ponemos a mirar un objeto, y, de una u otra forma, nuestros músculos siempre están tensos. Apretamos los puños, fruncimos el ceño, apretamos los labios o nos los mordemos, apretamos las mandíbulas… a modo de expresión física de nuestro estado mental. Todo esto es un desperdicio, al igual que lo son las malas costumbres de tamborilear en la mesa o en los brazos del sillón, entrelazar los dedos mientras se hacen girar los pulgares, menear los dedos, golpear el suelo con los pies, mascar chicle, sacar punta a un palo, mordisquear lápices y, por último, aunque no menos importante, mecerse con nerviosismo en una mecedora. Todas estas acciones, y muchas otras que podríamos mencionar, son un desperdicio, un puro desperdicio.

Ahora que sabemos algo sobre la contracción muscular, retomemos el tema de la Ciencia de la Relajación.

En la Relajación prácticamente no existe corriente de Prana que brote, que escape. Si el cuerpo está sano, siempre hay una pequeña cantidad que se envía a las diferentes partes del cuerpo, con el fin de mantener las condiciones normales; pero esta es una cantidad muy pequeña comparada con la que se envía para la contracción de un músculo. En la relajación, los músculos y los nervios descansan, y el Prana no se malgasta temerariamente, sino que se almacena y se conserva.

La relajación se puede observar en los niños pequeños y en los animales. Algunos adultos también la poseen y, fijaos en ello, estos individuos destacan siempre por su resistencia, vigor, fuerza y vitalidad. La pereza no es un ejemplo de relajación; existe una gran diferencia entre la relajación y la holgazanería: la primera es el sensato descanso entre un trabajo y otro, cuyo resultado es que dicho trabajo se haga mejor y con menos esfuerzo; la segunda es el resultado de una indisposición mental para trabajar, con la consiguiente acción o inacción que resulta de la manifestación de tal pensamiento.

El individuo que comprende la Relajación y la conservación de la energía es quien mejor lleva a cabo el trabajo; utiliza un gramo de esfuerzo por cada gramo de trabajo, y no desperdicia, derrama ni deja que su fuerza se consuma. La persona corriente que no la comprende gasta entre tres y veinticinco veces la energía que necesita para hacer su trabajo, ya sea este intelectual o físico. Si dudáis de esta declaración, observad a los que os rodean y comprobad cuántos movimientos desperdician, cuántos movimientos exageran, etc.; no poseen el control mental sobre sí mismos, y el resultado es la prodigalidad física.

En Oriente, donde los gurúes —profesores— yoguis imparten clases a sus chelas, quienes reciben su instrucción no a través de los libros, sino a través de las palabras del profesor, muchas explicaciones y lecciones sobre la Naturaleza se estudian recurriendo a objetos materiales o a seres vivos, con el fin de que la mente del estudiante pueda asociar la idea en cuestión. Cuando explican la lección sobre la Relajación, los gurúes del Hatha-Yoga suelen hacer que sus estudiantes se concentren en el gato u otros félidos. La pantera y el leopardo son los ejemplos favoritos en los lugares en los que se pueden encontrar estos animales.

¿Alguna vez os habéis fijado en un gato en reposo? ¿Y alguna vez os habéis fijado en el gato agazapado delante de la madriguera de un ratón? En este último caso, pensad en la postura del gato: tranquila, elegante, sin contracción muscular, sin tensión; una magnífica imagen de la vitalidad intensa en reposo, aunque lista para la acción. El animal permanece tranquilo y quieto; a todas luces, parece estar dormido, o muerto. Pero ¡esperad a que se mueva!, porque entonces, como un relámpago, se abalanzará sobre el ratón. El reposo del gato que aguarda, aunque completamente desprovisto de movimiento y de tensión muscular, se trata de un reposo expectante, algo muy diferente de la «pereza». Fijaos también en la absoluta ausencia de temblor en sus músculos, de transpiración intensa, de nervios «a flor de piel». La espera no tensa, no activa la maquinaria de la acción; no hay desperdicio de movimientos ni tensión. Todo está dispuesto, y cuando el momento de la acción se presenta, como la chispa que pone en funcionamiento un motor, el Prana fluye rápidamente por los músculos y los descansados nervios, produciéndose la acción que sigue al pensamiento.

Los hatha-yoguis hacen bien en utilizar la familia Félidos como ilustración de la vitalidad, la elegancia y el reposo.

De hecho, no puede haber capacidad de reacción ni efectividad en la acción sin la capacidad de relajación. Las personas que no paran de moverse, se preocupan o se enojan no son quienes mejor realizan el trabajo, ya que se desgastan a sí mismas antes de que llegue la hora de actuar, la hora de la acción.

El individuo en quien se puede confiar es el que está calmado, el que posee la habilidad de relajarse y de descansar. Pero no dejéis que las personas «alteradas» se desesperen, pues la relajación y el descanso se pueden cultivar y recoger, al igual que otros «dones» deseables.

En nuestro siguiente capítulo, daremos una serie de instrucciones simples a aquellos que deseen adquirir un conocimiento práctico de la Ciencia de la Relajación.

Capítulo 22
El control del sistema involuntario

En un capítulo anterior de este libro hemos explicado que el cuerpo humano está compuesto por millones de células diminutas. Cada una está dotada de suficiente materia, que las activa para que cumplan con su trabajo; de suficiente Prana, que les aporta la energía que necesitan; y de suficiente «sustancia mental», que les otorga el nivel de inteligencia necesario con el que poder dirigir su trabajo. Cada célula pertenece a un grupo o familia celular, y la inteligencia de una célula está estrechamente relacionada con la inteligencia de todas las demás células del grupo o familia; la mente del grupo resulta de la combinación de las respectivas inteligencias de las células que constituyen ese grupo. Estos grupos, a su vez, forman otro grupo u otros grupos más grandes, y así sucesivamente, hasta que todo el conjunto integra una gran república de células inteligentes bajo el control y dirección de la Mente Instintiva. El control de estos grupos superiores es una de las tareas de la Mente Instintiva, y normalmente hace bien su trabajo, salvo que el Intelecto interfiera en él, el cual a veces proyecta sus pensamientos negativos, provocando que la Mente Instintiva se desmoralice. Su trabajo también puede verse retrasado a veces cuando el Intelecto insiste en que adopte hábitos extraños para la regulación del cuerpo físico a través de la inteligencia celular. Por ejemplo, en el caso del estreñimiento, si el Intelecto se ocupa de otras actividades, no dejará que el cuerpo responda a las llamadas de la Mente Instintiva, la cual actúa ante la demanda de las células del colon, ni que preste atención a las peticiones de agua, de manera que la Mente Instintiva será incapaz de ejecutar las órdenes correctas, y tanto esta como algunos de los grupos celulares se desmoralizarán y apenas sabrán qué hacer; los malos hábitos brotarán, remplazarán el hábito natural. A veces, algo parecido a una rebelión estalla en algunos de los grupos celulares, provocado sin duda por la pérdida de la natural legitimidad de su gobierno, por la introducción de costumbres ajenas que provocan una confusión. En algunos casos, parece que algunos de los grupos más pequeños (e incluso a veces algunos de los más grandes) «hacen huelga» para rebelarse contra el trabajo inadecuado que se los obliga a hacer, las horas extras de trabajo y situaciones similares, por ejemplo, la falta de alimento. Estas pequeñas células suelen trabajar como lo haría una persona en circunstancias similares; la analogía es asombrosa tanto para el observador como para el investigador. Parece que estas revueltas o huelgas se propagan si la situación persiste, e incluso cuando las cosas se enmiendan, las células vuelven al trabajo con desgana y, en lugar de dar lo mejor de sí, harán lo mínimo que puedan, y solo cuando les apetezca. El incremento de atención, de la nutrición, etc., restaurará poco a poco las condiciones normales; pero el proceso se puede acelerar si la Voluntad da órdenes directas a los grupos celulares. Es sorprendente comprobar la rapidez con la que se pueden restaurar el orden y la disciplina de esta manera.

El yogui más experto posee un control maravilloso sobre el sistema involuntario, y puede influir directamente en casi todas las células de su cuerpo. E incluso algunos de los supuestos yoguis de las ciudades de la India, quienes son poco más que saltimbanquis que exhiben sus trucos para que los transeúntes les den algunas monedas, pueden hacer demostraciones interesantes de este tipo de control; algunas demostraciones, no obstante, resultan desagradables para los individuos más sensibles, y dolorosas para los yoguis de verdad, quienes se lamentan de ver prostituida de esa forma una ciencia tan noble.

La voluntad entrenada es capaz de influir directamente en estas células y grupos celulares gracias a un simple proceso de concentración directa; pero esta habilidad requiere mucho entrenamiento por parte del estudiante. Este dispone de otras formas de hacer que la voluntad intervenga: la repetición de determinadas palabras con las que podrá concentrarla. Los consejos y afirmaciones del mundo Occidental actúan de esta forma. Las palabras concentran la atención y la Voluntad en el foco del problema, y poco a poco se restaura el orden en las células que han dejado de trabajar. Además, se envía un aporte de Prana al centro del conflicto, así que las células reciben energía extra. Al mismo tiempo, la circulación mejora en la zona afectada, de manera que las células reciben más nutrientes y más materiales de construcción.

Una de las formas más sencillas de alcanzar el foco del conflicto y dar órdenes a las células es la que los hatha-yoguis enseñan a sus alumnos, para que puedan recurrir a ella mientras sean incapaces de concentrar su voluntad sin ningún tipo de ayuda. Simplemente, consiste en hablar sin rodeos con los órganos o partes rebeldes, dándoles órdenes como las daríamos a un grupo de escolares o de reclutas. Dad las órdenes de manera positiva y firme, diciendo al órgano justo lo que queréis que haga y repitiendo la orden con claridad varias veces. Algunas palmaditas en la parte del cuerpo afectada atraerá la atención del grupo celular, al igual que unos toquecitos en nuestro hombro hacen que nos detengamos, nos giremos y escuchemos lo que tienen que decirnos. Ahora bien, no penséis que las células tienen oídos, que comprenden las palabras del lenguaje concreto que utilicéis. Lo que ocurre en realidad es que las palabras claras ayudan a formar una imagen mental, y los significados viajan directos al lugar a través de los canales del sistema nervioso autónomo, que está controlado por la Mente Instintiva; los grupos celulares, e incluso las células individuales, comprenden con facilidad estos significados. Como ya hemos explicado, si el individuo al mando concentra su atención, puede dirigir cantidades adicionales de Prana y de sangre hasta la zona afectada. El curandero puede dar las órdenes de la misma forma; la Mente Instintiva del paciente las recibe y las expide al foco de la rebelión celular. Esto puede parecer infantil a muchos de nuestros estudiantes; pero existen buenas razones científicas que lo avalan, y los yoguis consideran que se trata de la forma más simple de que las órdenes mentales puedan llegar hasta las células. Por tanto, antes de menospreciar su valor, ponedla en práctica durante un tiempo. Ha sido sometida a siglos y siglos de examen, y no se ha encontrado nada mejor.

Si queréis probarla en una parte de vuestro cuerpo, o en alguien cuyo cuerpo no esté funcionando como debe ser, golpead con suavidad la parte en cuestión con la palma de la mano y decid claramente (por ejemplo): « Hígado, debes hacer mejor tu trabajo. No me vales si eres tan perezoso, así que espero que a partir de ahora lo hagas mejor, que vuelvas al trabajo y te dejes de estupideces». No tenéis por qué utilizar exactamente estas mismas palabras, sino cualesquiera que os vengan a la mente, siempre y cuando expresen la orden con un optimismo y una decisión capaces de hacer que el órgano vuelva al trabajo.

La acción cardíaca también se puede mejorar de esta forma, pero se debe proceder de una manera mucho más diestra, pues el grupo celular del corazón posee un nivel de inteligencia mucho mayor que el grupo de, por ejemplo, el hígado; por tanto, se debe actuar con mayor respeto. Recordad amablemente al corazón que esperáis que cumpla mejor con su trabajo, pero habladle con educación, y no intentéis «meterle presión», como haríais con el hígado. El grupo celular del corazón es el más inteligente de los grupos que controlan los órganos; el corazón es como un purasangre: inteligente y alerta. Por su parte, el grupo del hígado es el más estúpido, el menos inteligente, y su postura es decididamente tozuda. Si vuestro hígado se rebela, tenéis que imponeros y recordarle su propensión a la tozudez.

El estómago es muy inteligente, aunque no tanto como el corazón.

El colon es bastante obediente, paciente y muy sufrido. Se le puede dar la orden de que expulse su contenido a una hora concreta de la mañana; si tenéis confianza suficiente en él como para ir al escusado a la hora en cuestión —mantened vuestro compromiso—, veréis que el colon pronto hará lo que queréis que haga. Pero no olvidéis que se ha abusado mucho de él; que puede tardar, por tanto, un poco en recuperar la confianza en sí mismo.

También se puede acabar con la menstruación irregular y recuperar los hábitos normales en algunos meses. Para ello, fijad en el calendario una fecha adecuada y seguid cada día el tratamiento que hemos descrito en líneas anteriores, diciendo a los grupos celulares que controlan la función en cuestión que pronto llegará el día fijado, que queréis que se preparen y cumplan con su trabajo; así, cuando llegue el momento, todo seguirá su curso normal. Cuando el momento se vaya acercando, haced que el grupo celular sea consciente de que le queda menos tiempo para ocuparse de su función. No deis las órdenes de una manera frívola, sino como si realmente os importase —de hecho, así debe ser—, y esas órdenes serán obedecidas. Hemos visto muchos casos de menstruación irregular que se han enmendado de esta forma en entre uno y tres meses. Puede pareceros ridículo, pero lo único que podemos decir es que lo probéis.

No disponemos de espacio suficiente para hablar sobre el método que se puede utilizar para cada complicación; pero sabréis fácilmente qué órgano o grupo es responsable del foco del problema gracias a lo que hemos dicho en capítulos anteriores, y podréis darles las órdenes correspondientes. Aunque desconozcáis qué órgano está causando el problema, al menos seréis conscientes de la región afectada, de manera que podréis dirigir vuestras órdenes a esa parte del cuerpo. No es necesario que sepáis el nombre del órgano: simplemente, dirigid vuestras órdenes a la zona problemática. No tenemos la intención de hacer de este libro un tratado sobre la curación de las enfermedades. Su objetivo es mostrar el camino de la salud mediante la prevención de la enfermedad; pero estos pequeños consejos para restaurar el correcto funcionamiento de los órganos que «se portan mal» pueden ayudaros.

El nivel de control que podréis ejercer sobre vuestro cuerpo siguiendo el método del que hemos hablado más arriba os sorprenderá: seréis capaces de aliviar vuestro dolor de cabeza, haciendo que la sangre descienda; podréis calentaros los pies fríos, ordenando que una cantidad de sangre mayor —y de Prana, todo sea dicho— llegue hasta ellos; podréis regular la circulación, y estimularéis así todo vuestro cuerpo; podréis relajar las partes agotadas del mismo… Es más, si tenéis la paciencia suficiente para probar, para experimentar, lo que podréis llevar a cabo no constará de límite alguno. Si no sabéis qué órdenes dar, podéis decir a la zona afectada: «Compañera, mejórate; quiero que el dolor se vaya, quiero que lo hagas mejor…», o algo similar. Por supuesto, todo esto requiere práctica y paciencia: no existe ningún camino de flores que nos lleve a la adquisición de este tipo de control.

Capítulo 23
Consejos para la Relajación

Los pensamientos toman forma mediante la acción, y las acciones influyen en la mente. Estas dos verdades van de la mano. Una es tan real como la otra. Hemos explicado muchas cosas acerca de la influencia de la mente sobre el cuerpo; pero no hemos de olvidar que el cuerpo, o su actitud y postura, influyen en la mente y en el estado mental. Debemos tener presentes estas dos verdades al considerar la cuestión de la relajación.

Gran parte de las prácticas y hábitos perjudiciales e ingenuos de contracción muscular se debe a estados mentales que toman forma mediante la acción física; por ejemplo, el apretar los puños es la manifestación del enfado. Por otra parte, muchos de nuestros estados mentales son producidos o enardecidos por hábitos de descuido físico, etc. Si cultivamos el hábito de apretar los puños, fruncir el ceño, apretar los labios…, nuestra mente se encontrará en tales condiciones que a la mínima sucumbirá al hechizo de la ira. Todos conocéis el experimento que consiste en forzar una sonrisa y mantenerla durante un rato, de lo que en general resulta el sentimiento de que estamos sonriendo transcurridos algunos minutos.

Uno de los primeros pasos hacia la prevención de las prácticas perjudiciales de contracción muscular, con su consiguiente desperdicio de Prana y desgaste de los nervios, es cultivar una actitud mental calmada y tranquila. Esto se puede lograr, aunque al principio es una labor difícil; no obstante, al final vuestro esfuerzo será bien recompensado. El equilibrio y el descanso mentales se pueden obtener mediante la erradicación de la preocupación y de la ira. Por supuesto, el miedo sustenta ambas, pero como quizás estemos más familiarizados con la idea de que la preocupación y la ira son estados mentales básicos, vamos a tratarlas.

El yogui se entrena desde joven para erradicar o inhibir ambas emociones. El resultado es que, tras haber desarrollado al completo sus poderes, se encuentra absolutamente sereno y calmado, y aparece ante los demás como un ser poderoso y fuerte. Provoca la misma impresión que transmite la montaña, el mar u otras manifestaciones de la fuerza reprimida. Quien se encuentra ante él percibe en efecto la fuerza y el poder en un perfecto reposo. El yogui considera la ira como una emoción impropia, natural en los animales inferiores y en los seres humanos salvajes, pero completamente fuera de lugar en los seres humanos desarrollados; la considera como una especie de locura transitoria, y compadece a quien pierde su autocontrol lo suficiente como para dejarse llevar por la ira. Sabe que nada se resuelve con la ira, que es un desperdicio absurdo de energía y un perjuicio para el cerebro y el sistema nervioso, además de un lastre para nuestra naturaleza moral y nuestro crecimiento espiritual. Esto no significa que el yogui sea un ser tímido carente de valor. Al contrario: no conoce la existencia del miedo; sentimos de manera instintiva que su calma es un indicador de fuerza, no de debilidad. ¿Nunca os habéis dado cuenta de que los individuos más fuertes casi nunca baladronean ni amenazan? Prefieren dejar tales cosas a quienes son débiles y quieren parecer fuertes. El yogui también ha erradicado la preocupación de su mente. Ha aprendido a saber que la preocupación también es un desperdicio de energía, que de ella nunca resulta nada positivo: solo un daño constante. Cree en los pensamientos formales cuando ha de resolver los problemas y superar los obstáculos, pero nunca llega a preocuparse. Considera la preocupación como un desperdicio de energía y de movimiento, y también como algo indigno del ser humano desarrollado; conoce su propia naturaleza y sus propios poderes demasiado bien como para permitirse la preocupación. Se ha emancipado poco a poco de esta maldición, y enseña a sus estudiantes que el liberarse de la preocupación y de la ira es el primer paso para la práctica del yoga.

Aunque el control de las emociones impropias de la naturaleza del ser humano desarrollado forma parte de otras ramas de la Filosofía del Bienestar, está directamente relacionado con la cuestión de la relajación, puesto que es un hecho que el individuo que se ha desprendido de la preocupación y de la ira se ha desprendido, por tanto, de las principales causas de la contracción muscular involuntaria y del desgaste nervioso.

Debido a los impulsos involuntarios crónicos del cerebro, los músculos del individuo poseído por la ira se encuentran siempre en tensión. El individuo que está debajo de la manta de la preocupación se encuentra constantemente en un estado de tensión nerviosa y contracción muscular. Se puede ver fácilmente que cuando uno se ha deshecho de estas agotadoras emociones, al mismo tiempo desaparece en gran parte la contracción muscular. Si queréis liberaros de esta enorme fuente de desperdicio, deshaceos de las emociones que la provocan.

La práctica de la relajación —de evitar la tensión de los músculos cada día— influirá en la mente, y permitirá que esta recupere su equilibro y su reposo naturales. Es una regla que funciona en ambos sentidos.

En el siguiente párrafo estudiaremos una de las primeras lecciones sobre la relajación física que los hatha-yoguis enseñan a sus pupilos. Antes de comenzar, no obstante, queremos imprimir en la mente de nuestros estudiantes la clave de la práctica yogui de la Relajación. Consiste en dos palabras: QUE FLUYA. Si domináis el significado de «Que fluya» y sois capaces de poner esta idea en práctica, comprenderéis el secreto de la teoría y práctica yogui de la Relajación.

El siguiente es uno de los ejercicios de relajación favoritos de los yoguis:

1. Tumbaos boca arriba y relajaos tanto como podáis. También podéis colocaros de lado con suavidad, y luego, cambiar de lado. Pero en todo momento debéis estar relajados. No es tan fácil como parece a primera vista, como comprobaréis después de unos pocos intentos. Pero no os desaniméis: intentadlo hasta que le «cojáis el tranquillo».

2. Dejad que vuestra mente recorra todo vuestro cuerpo, desde la cabeza hasta la planta de los pies. Haciéndolo, descubriréis que aún quedan músculos tensos aquí y allá, y si lo hacéis meticulosamente —mejoraréis con la práctica—, conseguiréis que cada uno de vuestros músculos se relaje por completo y que vuestros nervios reposen.

3. Respirad profundamente unas pocas veces, mientras permanecéis tumbados y completamente relajados.

4. Mientras estáis relajados, imaginad que estáis tumbados sobre un colchón suave y blando, y que vuestro cuerpo y vuestras extremidades son tan pesados como el plomo.

5. Repetid lentamente las siguientes palabras, varias veces: «Pesados como el plomo, pesados como el plomo…», mientras, tras haber levantado los brazos, extraéis su Prana dejando de contraer los músculos, dejando que los brazos caigan por su propio peso hacia sendos lados. Para la mayoría de los estudiantes, es difícil conseguirlo la primera vez. Son incapaces de hacer que sus brazos caigan por su propio peso, debido a la resistencia que opone el hábito de la contracción muscular involuntaria.

6. Tras haberlo conseguido con los brazos, intentadlo con las piernas y, finalmente, con ambos a la vez. Dejad que caigan por su propio peso y permanezcan completamente relajados. Descansad entre un intento y otro y no os agotéis con este ejercicio, pues la idea es que descanséis, así como la adquisición de control sobre los músculos.

7. Luego, levantad la cabeza y dejad que caiga de la misma forma.

8. A continuación, formad una imagen mental del colchón (o la superficie sobre la que estéis tumbados) que soporta todo el peso de vuestro cuerpo.

Quizás este último paso os haga reír, porque pensáis que, cuando estáis tumbados, siempre dejáis que el colchón soporte vuestro peso. Os equivocáis: veréis que estáis esforzándoos por soportar una parte de vuestro peso mediante la tensión de algunos músculos, que estáis intentando manteneros. Poned fin a esto y haced que el colchón se ocupe de este trabajo por vosotros.

Sois tan ingenuos como la ancianita que se sentaba en el filo del asiento e intentaba contribuir al movimiento del tren. Un bebé que duerme puede ser un buen modelo: el bebé echa todo su peso sobre el colchón. Si no os lo creéis, fijaos en las «muescas» del colchón en el que ha dormido el bebé, fijaos en la huella que deja su pequeño cuerpo.

Si os cuesta «coger el tranquillo» a esta relajación completa, os puede servir de ayuda el imaginar que sois tan flácidos como un paño mojado, que permanece flojo, sin ningún rastro de rigidez. Un poco de práctica pronto obrará maravillas. Este ejercicio de relajación os refrescará y os hará sentir que podéis cumplir bien con vuestro trabajo.

También hay otros ejercicios de relajación que los hatha-yoguis enseñan y practican. Los siguientes se encuentran entre los mejores ejercicios que los yoguis conocen como ejercicios de «desentumecimiento» (traducción libre).

Unos pocos ejercicios de «Desentumecimiento»

1. Extraed todo el Prana de la mano, relajando los músculos hasta tal punto que la mano se balancee, sin vida aparente. Agitadla de arriba abajo (el punto de apoyo es la muñeca). Luego, haced lo mismo con la otra mano, y posteriormente, con las dos manos a la vez.

2. Este es más complicado que el anterior. Consiste en relajar los dedos, que cuelguen flácidos de los nudillos. Hacedlo primero con una mano, y luego, con la otra.

3. Extraed todo el Prana de los brazos y dejadlos caer, que estén flácidos y sin fuerza. Luego, balancead el cuerpo de un lado a otro, dejando que los brazos también se balanceen (como unas mangas vacías) con el movimiento del cuerpo. Hacedlo primero con un brazo; luego, con el otro; y por último, con los dos.

Podéis variar este ejercicio : girad y agitad el cuerpo de diferente forma, dejando que los brazos se balaceen libremente.

4. Relajad el antebrazo, que cuelgue libremente del codo. Infundid movimiento desde la parte superior del brazo, pero evitad contraer los músculos del antebrazo. Agitad el antebrazo, que está flácido y sin fuerza. Hacedlo primero con un brazo ; luego, con otro ; y finalmente, con los dos.

5. Relajad completamente el pie, que cuelgue libremente del tobillo. Esto necesitará de un poco de práctica, pues los músculos que mueven el pie, en general, se encuentran más o menos tensos. Pero el pie de un bebé está suficientemente flácido cuando no lo utiliza. Hacedlo primero con un pie, y luego, con el otro.

6. Relajad la pierna, extrayendo todo su Prana y dejando que cuelgue de la rodilla, flácida y libre. Luego, balanceadla y agitadla. Hacedlo primero con una pierna, y luego, con la otra.

7. Poneos de pie sobre un cojín, un banquillo o un libro grueso y dejad que una pierna cuelgue libremente del muslo, una vez que la hayáis relajado completamente. Hacedlo primero con una pierna, y luego, con la otra.

8. Levantad los brazos por encima de la cabeza ; luego, extrayendo todo su Prana, dejad que caigan por su propio peso.

9. Levantad la rodilla tanto como podáis, extraed todo su Prana y dejad que caiga por su propio peso.

10. Relajad la cabeza dejando que caiga hacia adelante ; luego, balanceadla con el movimiento del cuerpo. A continuación, sentaos en una silla, relajadla y dejad que caiga hacia atrás. Por supuesto, la cabeza caerá hacia la dirección que sea en cuanto hayáis ex-

traído todo su Prana. Para comprenderlo, pensad en la persona que se queda dormida: en el momento en el que el sueño la vence, se relaja y deja de contraer los músculos del cuello, provocando que su cabeza caiga hacia adelante.

11. Relajad los músculos de los hombros y del cuello; la parte superior del pecho caerá, por tanto, hacia adelante, flácida y libre.

12. Sentaos en una silla y relajad los músculos de la cadera, lo que hará que la parte superior del cuerpo se incline hacia adelante, como cuando un niño se queda dormido en su silla y se cae poco a poco.

Quien domine estos ejercicios lo suficiente podrá relajar todo su cuerpo —comenzando por el cuello y descendiendo hasta las rodillas— cuando se «caiga redondo» al suelo. Merece la pena poseer este conocimiento en caso de un resbalón o una caída por accidente. La práctica de esta completa relajación corporal proporciona bastante protección contra las heridas. Veréis que el niño pequeño se relaja de esta forma cuando se cae, que las caídas duras que dañarían seriamente a un adulto apenas le afectan. Se puede observar este mismo fenómeno en el individuo intoxicado, quien ha perdido el control de sus músculos y se encuentra en un estado de casi completa relajación; cuando se cae, se «cae redondo», y apenas sufre heridas, relativamente hablando.

Cuando practiquéis estos ejercicios, repetid cada uno varias veces antes de pasar al siguiente. Estos ejercicios se pueden modificar como se desee: todo dependerá del poder de invención y la imaginación del estudiante. Incluso podéis inventar vuestros propios ejercicios siguiendo las indicaciones que hemos dado.

La conciencia del autocontrol y del reposo —algo bastante valioso— surge gracias a la práctica de estos ejercicios de relajación. «Fuerza en reposo» es la idea que se debe tener presente cuando se piense en las teorías yoguis de relajación. Es útil para calmar los nervios crispados; es un antídoto para lo que se conoce como hipertrofia muscular, que resulta del empleo de ciertos grupos musculares durante el trabajo o ejercicio diario; y es un conocimiento valioso que permite al individuo relajarse a voluntad, recobrando así su vitalidad en el menor tiempo posible.

Los Orientales comprenden la Ciencia de la Relajación y utilizan sus prácticas a diario. Soportan jornadas que asustarían al individuo Occidental, y tras haber viajado varias millas, buscan un lugar para descansar y se tumban en él. Se relajan y extraen el Prana de los músculos voluntarios. Dejan que su cuerpo pierda toda rigidez, de la cabeza a los pies, como si careciera de vida alguna. Si es posible, se permiten dormitar mientras tanto; pero, en caso contrario, permanecen despiertos, con los sentidos alerta, aunque con los músculos tal y como hemos explicado. Descansar una hora así les da tanta o más energía de la que da al individuo corriente una noche de sueño. Y después, retoman su jornada, frescos y con la fuerza y la vida recuperadas.

Casi todas las razas y tribus nómadas están familiarizadas con este conocimiento. Parece que los indios americanos, los árabes, las tribus de África y, en definitiva, las razas de todo el mundo lo han adquirido de manera intuitiva. El ser humano civilizado ha permitido que esta habilidad se extinga porque ya no camina durante todo el día; pero sería bueno para él que recuperase este conocimiento perdido y que lo utilizase para aliviar la fatiga y el agotamiento nervioso que provoca la intensa vida laboral, la cual ha ocupado, con todas sus miserias, el lugar de la antigua vida nómada.

Estiramiento

El Estiramiento es otro método que los yoguis utilizan para descansar. A primera vista parece opuesto a la relajación, pero en realidad ambos son parecidos, pues extrae la tensión de los músculos que están contraídos y envía el Prana a través de estos a todas las partes del sistema, igualando las condiciones pránicas en beneficio de todo el cuerpo. La Naturaleza nos obliga a bostezar y estirarnos cuando estamos cansados: aprendamos la lección que nos enseña, aprendamos a estirarnos a voluntad. No es tan fácil como podéis imaginar, y tendréis que practicar un poco para poder obtener el máximo beneficio.

Retomad los ejercicios de relajación en el orden en que aparecen en este capítulo; pero en vez de relajar la parte del cuerpo correspondiente, estiradla. Comenzad por los pies y, sucesivamente, pasad a las piernas, a los brazos y a la cabeza. Estiradlos de todas las formas posibles; girad las piernas, los pies, los brazos, las manos, la cabeza y el cuerpo como os apetezca, para sacar el máximo partido al estiramiento. No tengáis miedo de bostezar, pues también es una forma de estiramiento. Al estirar, tensaréis y contraeréis los músculos, pero su posterior relajación aportará el descanso y el alivio. Tened presente la idea del «Que fluya» en lugar de la del esfuerzo muscular. Es vano el intento de dar ejercicios de estiramiento, pues los estudiantes disponen de tal variedad de ellos que no deberían necesitar ninguna indicación al respecto. Que dejen que la idea mental de un estiramiento correcto fluya, y la Naturaleza les dirá qué deben hacer. No obstante, aquí os mostramos un ejercicio básico: poneos de pie, con las piernas separadas y los brazos extendidos por encima de la cabeza; apoyándoos sobre la punta de los pies, estiraos poco a poco como si quisierais tocar el techo. Es un ejercicio sencillo, pero increíblemente efectivo.

Una variación del estiramiento consiste en «agitar» tantas partes del cuerpo como sea posible, mientras se mantienen flácidas. La imagen del perro que se sacude el agua de encima os ayudará a comprender lo que queremos decir.

Todos estos ejercicios de relajación, si se realizan correctamente, harán que sintáis cómo vuestra energía se renueva, así como la tendencia a retomar el trabajo, lo mismo que experimentáis tras un sueño placentero y el posterior masaje bajo la ducha.

Ejercicio de Relajación Mental

Quizás sea conveniente también explicar un ejercicio de Relajación Mental antes de concluir este capítulo. Por supuesto, la Relajación Física influye en la mente y la relaja; pero la Relajación Mental, por su parte, influye en el cuerpo. Por tanto, para aquellos que en los párrafos precedentes de este capítulo no hayan encontrado lo que buscaban, este ejercicio puede suplir sus necesidades :

1. Sentaos en una postura relajada y cómoda y abstraed la mente —tanto como sea posible— de los objetos del exterior y de los pensamientos que requieren un esfuerzo mental activo. Dejad que el pensamiento alcance vuestro interior, que se establezca en vuestro verdadero «yo». Pensad en que sois independientes del cuerpo, en que podéis abandonarlo sin que vuestra individualidad se vea afectada. Experimentaréis poco a poco un maravilloso sentimiento de descanso, de tranquilidad y de satisfacción. El cuerpo físico no debe merecer ninguna atención. La atención debe estar concentrada por completo en el «yo» superior, que es el auténtico «yo». Pensad en los vastos mundos que nos rodean ; en los millones de soles, cada uno con su conjunto de planetas como nuestra Tierra, que, en muchos casos, son mucho más grandes. Tened presente la idea de la inmensidad del espacio y del tiempo. Considerad la grandísima variedad de formas de vida que existen en esos mundos, y fijaos en la posición de la Tierra y en la que vosotros mismos ocupáis : simples motas de polvo.

2. Luego, elevaos mediante el pensamiento, y daos cuenta de que, aunque no sois sino un átomo del poderoso Todo, sois una parte de la Vida, una partícula del Espíritu ; que sois inmortales, eternos e indestructibles ; que sois una parte necesaria del Todo, sin la cual este no podría existir ; que sois una pieza necesaria para completar la estructura del Todo. Reconoced que estáis en contacto con toda la Vida. Sentid cómo la Vida del Todo late en vuestro interior, cómo todo el océano de la Vida os mece en su regazo.

3. Posteriormente, «despertad» y regresad a la vida física. Veréis que vuestro cuerpo ha recuperado la energía, y que vuestra men-

te está tranquila y fuerte. Sentiréis ganas de completar ese trabajo que habéis dejado de lado durante tanto tiempo. Sacaréis buen partido y seréis fortalecidos gracias al viaje por las regiones superiores de la mente.

Un Momento de Descanso

Los yoguis tienen un ejercicio favorito para obtener un momento de descanso en medio de la actividad laboral (descansar «de paso», como uno de nuestros jóvenes amigos lo ha definido recientemente):

1. Poneos de pie, con la cabeza erguida y los hombros echados hacia atrás; que los brazos cuelguen libremente a sendos lados.

2. Luego, poco a poco, levantad los talones y echad el peso sobre el pulpejo de los pies; al mismo tiempo, levantad los brazos hasta que queden alineados con los hombros, como las alas desplegadas de un águila.

3. Inspirad profundamente mientras echáis el peso sobre el pulpejo de los pies y extendéis los brazos. Sentiréis como si estuvierais volando.

4. Finalmente, expulsad el aire lentamente mientras volvéis a la posición inicial.

Podéis repetirlo si os gusta la sensación. El subir y extender los brazos otorga una sensación de flotabilidad y libertad que se debe experimentar para poder comprenderla.

Capítulo 24
El uso del ejercicio físico

En su estado natural, el ser humano adulto no necesita que le enseñen a ejercitarse físicamente; tampoco el niño ni el adolescente en condiciones normales. El estado natural —original— del ser humano le aportó una gran variedad de actividades al aire libre, así como las mejores condiciones para la práctica del ejercicio. Estaba obligado a buscar su comida, a prepararla, a cultivar los campos, a construir su casa, a reunir combustible…, en definitiva, a hacer todo lo necesario para llevar una vida mínimamente cómoda. Pero a medida que el ser humano comenzó a ser civilizado, también comenzó a delegar algunas de sus responsabilidades a terceros y a limitarse a un conjunto determinado de actividades. El resultado es que hoy en día muchos individuos prácticamente no llevan a cabo ningún trabajo físico, mientras que otros solo se dedican a un trabajo duro cuyos frutos son escasos: tanto unos como otros llevan vidas carentes de naturalidad.

El trabajo físico sin actividad mental reduce la vida del individuo, y el trabajo mental sin algún tipo de actividad física, también. La Naturaleza quiere que la balanza esté en equilibrio, que se alcance el feliz término medio. La vida normal, natural, exige que el individuo utilice todas sus capacidades, tanto mentales como físicas; quien sea capaz de equilibrar su vida de manera que realice ejercicios tanto mentales como físicos estará entre los individuos más sanos y felices.

Los niños obtienen el ejercicio que necesitan jugando; el instinto natural de los niños los empuja a jugar y hacer deporte. El ser humano, si es inteligente, introduce el deporte y los juegos en su vida sedentaria y su actividad mental. El éxito que ha tenido la introducción del golf y deportes afines en los últimos años demuestra que el instinto natural del ser humano aún vive. Los yoguis sostienen que el instinto de jugar, el sentimiento de que el ejercicio es necesario, es el mismo instinto que hace al ser humano buscar ocupaciones agradables, es la llamada de la Naturaleza para que nos activemos. El cuerpo normal y sano es un cuerpo cuyas partes están perfectamente alimentadas. Ninguna parte se alimenta correctamente si no se utiliza; la parte que no se utiliza recibe menos cantidad de nutrientes de lo normal y, con el tiempo, termina por debilitarse. La Naturaleza ha dado al ser humano la capacidad de ejercitar cada uno de sus músculos y partes de su cuerpo mediante el trabajo físico y los juegos. Con la expresión «trabajo natural» no nos referimos al trabajo basado en una forma particular de actividad corporal, pues el individuo que ejerce un oficio solo ejercita un conjunto de músculos y tiene tendencia a la hipertrofia muscular; por tanto, necesita tanto ejercicio como el individuo que está sentado a su escritorio durante todo el día, con la excepción de que el primero se beneficia de la vida en el exterior.

Creemos que la gimnasia moderna es un sustituto muy pobre de los juegos y los trabajos al aire libre. No tiene ningún interés: la mente no se siente tan obligada a «moverse» como en el caso del trabajo o los juegos. No obstante, todo lo que sea ejercicio es mejor que nada; pero nos rebelamos contra esa forma de gimnasia cuyo objetivo es el desarrollo de ciertos músculos, el lograr proezas propias de «personas fuertes». Eso no es natural. El programa de gimnasia perfecto es el que tiende a desarrollar uniformemente todo el cuerpo, empleando todos los músculos y alimentando todas las partes; el que hace que los ejercicios sean interesantes, en la medida de lo posible; el que mantiene a sus alumnos fuera, al aire libre.

En su vida cotidiana, el yogui cumple con su trabajo, el cual le permite hacer ejercicio. También da largos paseos por el bosque (si hay algún bosque cerca, que en general lo hay, pues prefiere el campo y las alturas y se mantiene tan apartado como sea posible de las llanuras y las grandes ciudades) y por las colinas. El yogui conoce también cierto número de ejercicios moderados que introduce en sus horas de estudio y meditación. No hay nada especialmente original, ni nuevo, en los ejercicios de los yoguis; son muy parecidos a los ejercicios de la calistenia y los movimientos de Delsarte*. Sin embargo, la principal diferencia reside en que los yoguis realizan movimientos corporales en conexión con la mente. De la misma forma en que el interés por el trabajo y por el juego pone la mente en funcionamiento, el yogui hace que esta sea partícipe del ejercicio. Muestra interés por los ejercicios que realiza, y mediante un esfuerzo de la voluntad, envía una corriente extra de Prana a la parte de su cuerpo que está moviendo. De esta forma, el beneficio que obtiene se multiplica : en unos pocos minutos obtiene el mismo beneficio que obtendría si realizase de manera indiferente esa misma cantidad de ejercicio multiplicada por diez.

El «tranquillo» de «enviar» la mente al lugar del cuerpo deseado se adquiere fácilmente. Lo único que se necesita es aceptar que, en efecto, se puede lograr, deshaciéndose de toda resistencia subconsciente causada por una actitud mental vacilante ; luego, simplemente hay que ordenar a la mente que envíe el Prana a la parte en cuestión y que mejore la circulación en esa zona. La mente lo hace involuntariamente —hasta cierto punto— cuando la atención está centrada en una parte del cuerpo ; pero el efecto se incrementa sobremanera gracias al esfuerzo de la voluntad. Ahora bien, no hace falta arrugar la frente, apretar los puños o hacer cualquier esfuerzo físico violento para utilizar la Voluntad. De hecho, la manera más sencilla de que el resultado deseado se cumpla es *esperar confiadamente* que se produzca lo que queréis. Esta «espera confiada» actúa como una orden poderosa y positiva de la Voluntad : ponedla en práctica y lo que queréis se cumplirá.

Por ejemplo, si queréis enviar un aporte extra de Prana al antebrazo y mejorar la circulación en el mismo —incrementando así el número de nutrientes—, simplemente doblad el brazo y extendedlo poco a poco, fijando la mirada o la atención en su parte inferior con el pensamiento del resultado deseado. Hacedlo varias veces, y sentiréis que habréis ejercitado muchísimo el antebrazo, aunque sin haber recurrido a movimientos violentos ni haber utilizado ningún aparato de musculación.

* 1. N.d.T. François Delsarte, músico y profesor francés que desarrolló un estilo interpretativo basado en la conexión de la experiencia emocional del actor con una serie de gestos del cuerpo humano.

Probadlo en varias partes del cuerpo, realizando algún movimiento muscular para fijar la atención en la zona en cuestión, y pronto le «cogeréis el tranquillo»; así, lo haréis casi automáticamente cuando realicéis cualquier ejercicio sencillo.

En resumen, cuando os ejercitéis, concentraos en lo que estáis haciendo y por qué lo estáis haciendo: así obtendréis un mejor resultado. Poned interés y «vida» en vuestro ejercicio, y evitad esa manera indiferente y mecánica de realizar movimientos, tan propia de los ejercicios de gimnasia. Poned «diversión» en ello, y lo disfrutaréis. De esta forma, la mente y el cuerpo se beneficiarán, y finalizaréis vuestro ejercicio con una sensación de bienestar y una emoción que no habéis sentido durante mucho tiempo.

En nuestro próximo capítulo os explicaremos unos pocos ejercicios sencillos. Veremos todos los movimientos necesarios para ejercitar el cuerpo al completo, utilizando cada una de sus partes, fortaleciendo cada órgano; de esta forma, vuestro cuerpo no solo se desarrollará como es debido, sino que estará tan erguido como el de un indio y será tan rápido y flexible como el de un atleta. Los ejercicios de los que vamos a hablar están sacados en parte de algunos movimientos Orientales, que han sido adaptados a Occidente y combinados con un número de movimientos que se han ganado el reconocimiento de los preparadores físicos de los ejércitos de Europa y América. Estos preparadores físicos han estudiado los movimientos Orientales y han creído conveniente adoptar algunos de ellos para sus propósitos; han conseguido crear una serie de movimientos que, aunque se realizan con facilidad en unos pocos minutos, pueden beneficiar a quien los practica tanto como muchos de los elaborados sistemas y programas de gimnasia que se venden a un precio elevado. Que la sencillez y la escasa duración de este programa no os hagan menospreciarlo, pues es justo lo que estabais buscando. Probad estos ejercicios durante un tiempo antes de haceros una idea equivocada sobre ellos: os «renovarán» físicamente, si os tomáis la molestia y el tiempo de ponerlos en práctica como es debido.

Capítulo 25
El sistema yogui de ejercicio físico

Antes de hablaros de estos ejercicios, queremos insistir en que el ejercicio sin interés no produce ningún efecto. Tenéis que mostrar interés por el ejercicio, y hacer que la mente también participe en él. Tenéis que aprender a amar el trabajo y a pensar en qué significa. Si seguís estos consejos, obtendréis muchísimo beneficio de vuestro trabajo.

Posición de pie

Debéis comenzar cada ejercicio estando de pie en una postura natural, es decir: talones juntos, cabeza erguida, vista al frente, hombros retrasados, pecho expandido, abdomen ligeramente retraído y brazos a sendos lados.

EJERCICIO I

1. Extended los brazos hacia adelante, a la altura de los hombros, con las palmas de las manos juntas.

2. Separad las manos y abrid los brazos hacia sendos lados hasta la altura de los hombros o, si podéis realizarlo sin ningún esfuerzo, incluso un poco más hacia atrás; regresad rápidamente a la postura inicial y repetidlo varias veces. Debéis abrir los brazos con un movimiento rápido y vivaz. Este ejercicio es muy útil para el desarrollo de los músculos del pecho y de los hombros. Al separar las manos, resulta beneficioso que levantéis los talones; cuando desplacéis nuevamente los brazos hacia adelante, volved a apoyarlos en el suelo. La repetición de estos movimientos debería ser rítmica, hacia adelante y hacia atrás, como la oscilación de un

péndulo.

EJERCICIO II

1. Extended los brazos hacia sendos lados, con las manos abiertas.

2. Manteniendo los brazos estirados de esta forma, moved las manos en círculo (no demasiado grandes) mientras mantenéis los brazos tan hacia atrás como os resulte posible, sin dejar que las manos atraviesen la línea imaginaria horizontal que une ambos pechos cuando las mováis en círculo; continuad moviéndolas hasta que completéis un total de doce círculos. Según la práctica yogui, este ejercicio se puede mejorar inhalando profundamente y reteniendo el aire hasta que se completen varios círculos. Este ejercicio desarrolla el pecho, los hombros y la espalda. Poned «vida» en ello, y mostrad interés por lo que estáis haciendo.

EJERCICIO III

1. Extended los brazos hacia el frente; los meñiques de las manos deben tocarse y las palmas deben mirar hacia arriba.

2. A continuación, manteniendo los meñiques en contacto, llevad las manos hacia atrás con un movimiento circular hasta que os toquéis la parte superior de la cabeza con la punta de los dedos; los codos deben desplazarse hasta que, cuando los dedos toquen la cabeza (los pulgares apuntarán hacia atrás), se encuentren completamente separados a ambos lados.

3. Mantened los dedos en la parte superior de la cabeza durante un momento y, después, desplazando los codos hacia atrás (lo que fuerza los hombros a desplazarse también en esta dirección), forzad los brazos hacia atrás con un movimiento en diagonal hasta que se encuentren nuevamente estirados a ambos lados del cu-

erpo, como en la posición de pie.

EJERCICIO IV

1. Extended los brazos hacia sendos lados.

2. A continuación, mientras mantenéis los brazos estirados, dobladlos por los codos y desplazad los antebrazos con un movimiento circular, hasta tocaros ligeramente la parte superior de los hombros con la punta de los dedos.

3. Luego, manteniendo los dedos en esta última posición, desplazad los codos hacia el frente hasta que se toquen o casi se toquen (con un poco de práctica lo conseguiréis).

4. Manteniendo los dedos ligeramente apoyados sobre la parte superior de los hombros, desplazad los codos hacia atrás tanto como podáis (un poco de práctica os permitirá desplazarlos más hacia atrás que la primera vez).

5. Luego, volved a desplazarlos hacia adelante, y luego otra vez hacia atrás; repetidlo varias veces.

EJERCICIO V

1. Colocaos las manos en las caderas, con los pulgares apuntando hacia atrás y los codos retrasados.

2. Inclinaos hacia adelante tanto como podáis, manteniendo el pecho expandido y los hombros retrasados.

3. Volved a la posición de pie original (con las manos todavía en las caderas) y después inclinaos hacia atrás. En estos movimientos, las rodillas no deben doblarse, y los movimientos deberían reali-

zarse lentamente y con delicadeza.

4. Después (con las manos todavía en las caderas), inclinaos suavemente hacia la derecha, sin levantar los talones, sin doblar las rodillas y sin retorcer el cuerpo.

5. Volved a la posición original y después inclinaos suavemente hacia la izquierda, respetando las indicaciones que acabamos de dar. Este ejercicio es algo fatigoso, así que deberíais tener cuidado con no esforzaros en exceso al principio; progresad lentamente.

6. Con las manos en la misma posición (en las caderas), moved en círculos la parte superior del cuerpo (desde la cintura); la cabeza, por supuesto, debe describir los círculos más grandes. No mováis los pies ni dobléis las rodillas.

EJERCICIO VI

1. De pie, levantad los brazos por encima de la cabeza, con las manos abiertas y los pulgares en contacto (las palmas, evidentemente, apuntan hacia el frente).

2. Después, sin doblar las rodillas, inclinaos hacia adelante por la cintura e intentad tocar el suelo con la punta de los dedos; si no podéis tocarlo en un principio, llegad hasta donde podáis, pero no olvidéis que no debéis doblar ni las rodillas ni los brazos.

3. Volved a la posición original; repetidlo varias veces.

EJERCICIO VII

1. De pie, con las manos en las caderas, apoyaos sobre el pulpejo de los pies varias veces, como si estuvierais, por así decirlo, botando. Mantened un momento los talones levantados y, a continuación,

volved a apoyarlos en el suelo; repetidlo varias veces. No dobléis las rodillas, y mantened los talones juntos. Este ejercicio es especialmente bueno para desarrollar las pantorrillas; las primeras veces que lo practiquéis, sentiréis por el dolor que las habréis trabajado. Si tenéis unas pantorrillas poco desarrolladas, este ejercicio es para vosotros.

2. Con las manos todavía en las caderas, separad los pies aproximadamente medio metro y, después, colocaos en cuclillas, manteniendo la postura un momento antes de volver a la posición original. Repetidlo varias veces, aunque no demasiadas al principio, pues los muslos podrían esforzarse algo más de lo necesario. Este ejercicio desarrollará bastante los muslos. Podéis mejorar el último movimiento si os agacháis dejando caer el peso del cuerpo sobre el pulpejo de los pies en lugar de sobre los talones.

EJERCICIO VIII

1. Manteneos erguidos, con las manos en las caderas.

2. Sin doblar la rodilla, levantad y desplazad la pierna derecha hacia el frente aproximadamente cuarenta centímetros (la punta del pie debe estar girada un poco hacia afuera, y la planta del mismo, plana); luego, moved la pierna hacia atrás hasta que la punta del pie apunte al suelo, sin doblar nunca la rodilla.

3. Repetid el movimiento de oscilación (hacia adelante y hacia atrás) varias veces.

4. Luego, haced lo mismo con la pierna izquierda.

5. Con las manos en las caderas, levantad la pierna derecha doblando la rodilla, hasta que el muslo forme un ángulo recto con la pierna izquierda; si sois capaces de levantar la pierna un poco

más, hacedlo.

6. Bajad la pierna derecha y repetid el mismo movimiento con la izquierda.

7. Repetid este movimiento varias veces, con ambas piernas; comenzad con un desplazamiento suave e id incrementando la velocidad hasta que estéis realizando un pequeño trote (aunque sin cambiar de sitio, por supuesto).

EJERCICIO IX

1. Manteneos erguidos, con los brazos extendidos hacia el frente a la altura de los hombros; las palmas de las manos deben estar hacia abajo, los dedos han de estirarse y las manos deben tocarse por el lado de los pulgares (estos, los pulgares, deben estar recogidos).

2. Sin doblar las rodillas ni los brazos, inclinaos hacia adelante por la cintura tanto como podáis y, al mismo tiempo, con un movimiento amplio, desplazad los brazos hacia abajo, hacia atrás y hacia arriba; así, cuando ya no podáis inclinaros más, los brazos estarán extendidos por encima de la espalda.

3. Volved a la posición de pie y repetidlo varias veces.

EJERCICIO X

1. Extended los brazos hacia sendos lados y mantenedlos en esa postura, rígidos y con las manos abiertas.

2. Con un movimiento rápido, cerrad las manos con fuerza, que los dedos ejerzan bastante presión sobre la palma.

3. Abrid los puños rápidamente y con fuerza, extendiendo los dedos

tanto como sea posible.

4. Repetidlo varias veces, y tan rápido como podáis. Poned empeño en este ejercicio. Es espléndido para desarrollar los músculos de las manos y para adquirir destreza manual.

EJERCICIO XI

1. Colocaos boca abajo; extended los brazos y las piernas y levantadlos, es decir, que no toquen el suelo. Podéis adoptar la posición correcta pensando en una lente o un pequeño plato colocado en una superficie horizontal: ambos extremos están «girados» hacia arriba.

2. Bajad y levantad los brazos y las piernas, varias veces.

3. Luego, colocaos boca arriba y extendeos lo máximo que podáis; extended los brazos por encima de la cabeza, sin que la parte trasera de los dedos de las manos deje de estar en contacto con el suelo.

4. A continuación, levantad ambas piernas hasta que formen un ángulo recto con el resto del cuerpo (este último debe permanecer en contacto con el suelo, como hemos explicado en el paso anterior). Bajad y levantad las piernas varias veces.

5. Volved al paso 3.

6. Luego, levantad el cuerpo poco a poco hasta que os encontréis sentados en el suelo, con los brazos extendidos hacia el frente; después, volved a tumbaros poco a poco. Repetid este paso varias veces.

7. A continuación, volved a colocaros boca abajo. Manteniendo el

cuerpo rígido de la cabeza a los pies, levantadlo para que su peso descanse sobre las palmas de las manos (los brazos deben estar estirados) y sobre la punta de los pies. Luego, doblad los brazos por los codos, haciendo así que el pecho descienda hacia el suelo. A continuación, levantad el pecho y la parte superior del cuerpo volviendo a estirar los brazos: todo el peso del cuerpo recae sobre estos últimos, y la punta de los pies actúa como un pivote (este último movimiento es difícil, así que no os esforcéis en exceso al principio).

Ejercicio reductor de abdomen

Este ejercicio está pensado para los que tienen un abdomen demasiado ancho, una complicación causada por la agrupación de demasiada materia grasa en esta zona. Se puede reducir físicamente el abdomen mediante la práctica razonable de este ejercicio; pero recordad siempre que «todo debe hacerse con moderación», que no debemos realizar esfuerzos excesivos ni tener demasiada prisa. Este es el ejercicio: (1) Exhalad todo el aire de los pulmones sin esforzaros en exceso. Después, contraed el abdomen hacia dentro y hacia arriba tanto como podáis; aguantad un momento y después relajadlo para que recupere su posición natural. Repetidlo unas pocas veces; luego, respirad una o dos veces, y descansad un rato. Repetid el ejercicio varias veces, contrayendo y relajando el abdomen. Es sorprendente el control que se puede ejercer sobre estos testarudos músculos con un poco de práctica. Este ejercicio no solo reducirá las capas de grasa que recubren el abdomen, sino que también fortalecerá mucho los músculos del estómago. (2) Sin brusquedad, frotaos y masajeaos bien el abdomen.

Un ejercicio de «Formación»

La intención de este ejercicio es que la manera de estar de pie y de caminar sea natural y elegante, así como curar el hábito de andar arrastrando los pies y sin «garbo». Si lo practicáis a conciencia, vuestro porte será grácil y erguido; vuestra forma de moveros cambiará tanto que cada órgano «ocupará el espacio circundante», cada parte de la estructura se encontrará en un perfecto equilibrio. Este, o un ejercicio similar, ha sido adoptado por las autoridades militares de muchos países para que sus oficiales jóvenes posean un porte adecuado; pero, en tales casos, su efecto positivo está contrarrestado por otras prácticas militares que provocan rigidez, la cual no experimentarán quienes practiquen este ejercicio fuera de la instrucción militar. El ejercicio es como sigue; practicadlo con cuidado:

1. Poneos de pie erguidos, con los talones juntos y la punta de los pies ligeramente hacia afuera.

2. Levantad los brazos con un movimiento circular, hasta que las manos se toquen por encima de la cabeza (los pulgares han de estar en contacto).

3. Sin doblar las rodillas ni los codos y manteniendo el resto del cuerpo rígido (los hombros deben estar retrasados lo suficiente mientras se realiza el movimiento), bajad las manos lentamente con un movimiento lateral y circular, hasta que solo los meñiques —el lado «de cortar» de la mano— toquen sendas piernas, de manera que las palmas de las manos apuntarán hacia el frente. El soldado adopta la postura correcta tocándose las costuras de su pantalón con el dedo meñique de las manos.

4. Repetidlo varias veces, lentamente. Con las manos en la última posición, colocadas así gracias al movimiento que hemos descrito, es muy difícil que los hombros se encorven hacia adelante. El pecho se encuentra un poco expandido; la cabeza, erguida; el cuello, recto; la espalda, recta y un poco hundida (su posición natural); y las rodillas, rígidas. En resumen, en esta postura, el porte que obtendréis es el adecuado, erguido, y deberéis conservarlo. Os ayudará el mantener esta postura, y después, con los

meñiques colocados en el lugar de las costuras del pantalón, caminad por la habitación.

Un poco de práctica obrará maravillas en vosotros. No obstante, es necesario perseverar, al igual que para todo lo que merece la pena conseguir.

Esto es todo lo relativo a nuestro pequeño sistema de ejercicios. Es un sistema simple y modesto, pero es increíblemente efectivo. Hace que cada parte del cuerpo intervenga y, si se sigue a conciencia, «reformará» físicamente el organismo. Practicad todos estos ejercicios a conciencia, mostrando interés por el trabajo y recordando siempre por qué estáis haciéndolo. Cuando hagáis ejercicio, tened presente la idea de «FUERZA Y DESARROLLO»: así obtendréis resultados mucho mejores. No practiquéis ejercicio justo después de comer ni inmediatamente antes de hacerlo. No os esforcéis en exceso: comenzad con unas pocas repeticiones de cada ejercicio, e incrementadlas gradualmente hasta que alcancéis un número razonable de repeticiones. Es mejor dosificar la práctica de ejercicio (si es posible) que intentar ejercitarse demasiado de una sola vez.

El pequeño sistema de «gimnasia» que hemos descrito hará por vosotros tanto como muchos cursos de elevado precio. Ha aprobado el examen del tiempo, y todavía se encuentra «actualizado»; es tan simple como efectivo.

Practicad estos ejercicios y sed fuertes.

Capítulo 26
El aseo yogui

No debería ser necesario dedicar un capítulo de este libro a la importancia del aseo. No obstante, incluso en el siglo XX una gran cantidad de personas no entiende prácticamente nada acerca de esta cuestión. En las ciudades grandes, el fácil acceso a un cuarto de baño —en cierta medida— ha educado a la gente al menos para el uso parcial de agua sobre la superficie externa del cuerpo; pero en el campo, e incluso en varios hogares de las ciudades, el aseo no ocupa el lugar que debería en la vida cotidiana de la gente. Por ello, pensamos que es bueno fijar la atención de nuestros lectores en esta cuestión, así como explicarles por qué los yoguis tienen tanta consideración por un cuerpo limpio.

En el estado natural, el ser humano no necesitaba asearse tan a menudo, pues su cuerpo no estaba cubierto, las gotas de lluvia le salpicaban y los árboles y arbustos le cepillaban, manteniendo así lejos de él la acumulación de la materia de desecho que la piel no deja de expulsar. Además, el ser humano primitivo, al igual que los animales, siempre tenía alguna corriente de agua a mano y seguía su instinto natural, el cual le obligaba a sumergirse en ella de vez en cuando. Ahora bien, el uso de vestimentas cambió esta situación, y el ser humano actual, aunque su piel todavía trabaja para expulsar la materia de desecho, es incapaz de deshacerse de esta suciedad siguiendo el antiguo sistema. En su lugar, permite que la suciedad se amontone sobre su piel, lo que le lleva a sufrir enfermedades y molestias físicas. Un cuerpo puede estar muy sucio y, en cambio, parecer limpio a simple vista. Una ojeada a la cantidad de desperdicio que se encuentra sobre la piel a través de una lente graduada impactaría a muchos de vosotros.

Todas las razas humanas, sin distinción de cultura o civilización, se han aseado. De hecho, se puede decir que el aseo es la vara de medir con la que se puede determinar la cultura de una nación. Cuanto mayor era el aseo, mayor era el nivel cultural; cuanto menor era el aseo, menor era la cultura. Los antiguos llevaron el aseo a un extremo ridículo; se apartaron de los métodos naturales y llegaron a extremos como los baños perfumados, etc. Los griegos y los romanos hicieron del baño un requisito para vivir decentemente. En este sentido, muchos de los antiguos estaban muy por delante de las razas modernas. Los japoneses actuales son los líderes mundiales en el reconocimiento de la importancia del aseo y en su práctica concienzuda. Los japoneses más pobres preferirían salir sin haber comido antes que hacerlo sin haberse aseado. Cualquiera puede pasear por mitad de la muchedumbre de una ciudad japonesa —incluso en un día caluroso— sin ser capaz de percibir el mínimo rastro de mal olor. ¿Se podría decir lo mismo en América o Europa? Para muchas razas, el aseo fue, al igual que hoy en día, cuestión de deber religioso; los sacerdotes reconocían su importancia y sabían que de esta forma calaría más hondo en las masas, es decir, integrándolo en los ritos religiosos. Los yoguis, que, no obstante, no lo consideran un rito religioso, practican el aseo como si fuera uno.

Veamos por qué las personas deberían asearse. Muy pocos comprenden realmente la cuestión, y piensan que sirve simplemente para deshacerse del polvo y de la suciedad visible que se han acumulado sobre la piel. Pero hay algo más, algo más importante que la mera limpieza. Veamos por qué la piel necesita ser limpiada.

En un capítulo anterior, os hemos explicado la importancia de una transpiración normal y cómo, si los poros de la piel se obstruyen o se cierran, el cuerpo es incapaz de deshacerse de estas sustancias de desecho. ¿Y cómo se deshace el cuerpo de ellas? A través de la piel, la respiración y los riñones. Los riñones de muchas personas trabajan más de lo necesario, puesto que realizan tanto su propio trabajo como el de la piel: la Naturaleza hace que un órgano trabaje el doble antes que dejar su trabajo pendiente. Cada poro es el final de un pequeño canal llamado poro sudoríparo, que se extiende hacia el interior del cuerpo; existen unos tres mil canales por cada pulgada cuadrada de nuestra piel. De manera continua, exudan una humedad llamada transpiración, o sudor, una humedad que es en realidad un líquido secretado a partir de la sangre y cargado con las impurezas y las sustancias de desecho del sistema. Recordaréis que el cuerpo está siempre desgastando tejidos y remplazándolos con materiales nuevos, y que debe deshacerse del desperdicio tal y como una familia debe deshacerse de su basura. La piel es uno de los órganos a través de los cuales se eliminan los desechos. Si se deja que estos desperdicios se acumulen en el sistema, se convierten en caldo de cultivo y alimento para las bacterias, gérmenes, etc.: esta es la razón por la que la Naturaleza quiere desprenderse de ellos con tanta impaciencia. La piel también exuda un líquido aceitoso que utiliza para mantenerse suave y flexible.

La propia piel siempre está sufriendo grandes cambios estructurales, al igual que cualquier parte del organismo. La parte más externa de la piel, llamada epidermis, está compuesta por células de corta vida, las cuales siempre se mudan y remplazan por células más jóvenes, que parten de debajo de las células viejas y se abren camino hacia arriba. En caso de que no se cepillen o se laven, las células desgastadas forman una capa de desecho sobre la superficie de la piel. Por supuesto, una buena cantidad de ellas se elimina gracias al roce con la ropa; pero aún sigue quedando una cantidad considerable, y es necesario bañarse o lavarse para desprenderse de ella.

En nuestro capítulo acerca del uso del agua como irrigador del interior del cuerpo, hablamos sobre la importancia de mantener los poros de la piel abiertos, y sobre lo rápido que moriría una persona si sus poros estuvieran obstruidos, hecho demostrado por algunos experimentos o circunstancias en el pasado. Si no se mantiene el cuerpo limpio, esta acumulación de células desgastadas, líquido aceitoso, sudor... terminaría sellando los poros de la piel, al menos, parcialmente. Y, una vez más, esta suciedad acumulada es una invitación para que las bacterias y los gérmenes extraviados decidan instalarse sobre la piel y proliferen. ¿En serio queréis invitar a estos amigos, los gérmenes? No nos referimos a la suciedad que se coge en el mundo exterior (sabemos que no os pasearíais con ella), pero ¿alguna vez habéis pensado en la materia de desecho que genera vuestro propio organismo, la cual es tan sucia como la otra y, a veces, provoca resultados peores?

Todo el mundo debería lavarse al menos una vez al día. No queremos decir que una bañera sea necesaria (aunque una bañera, o un plato de ducha, por supuesto, es muy conveniente), sino que todos necesitamos un buen lavado. Quienes no tengan bañera pueden obtener los mismos resultados tomando una toalla y una palangana y pasándose la toalla mojada por todo el cuerpo; deben enjuagar la toalla tras haberse frotado la primera vez y, después, volver a pasársela por el cuerpo una segunda vez.

El momento más deseable para lavarse o bañarse es a primera hora, justo después de haberse levantado. Bañarse por la noche también es bueno. Nunca os bañéis justo después o justo antes de comer. Frotaos bien el cuerpo con un paño áspero, el cual se llevará consigo la piel muerta y mejorará la circulación. Nunca toméis un baño frío con el cuerpo frío. Haced algo de ejercicio para entrar un poco en calor antes de tomar un baño frío. Y si pensáis sumergiros, mojaos siempre la cabeza antes; luego, mojaos el pecho, y después, sumergíos.

Los yoguis tienen una práctica favorita para después de haber tomado un baño con agua fría o fresca: en lugar de una toalla, usan las manos para frotarse el cuerpo con fuerza, y después se ponen ropa seca cuando el cuerpo aún está cubierto de humedad. Como algunos podrían imaginar, esta práctica no hace que los yoguis sientan frío, sino que produce justo el efecto contrario: experimentan una sensación de calor en cuanto se ponen la ropa, lo que incrementan gracias a un ligero ejercicio que siempre hacen justo después del baño. Este ejercicio no es excesivo; se interrumpe tan pronto como se siente una sensación de bienestar por todo el cuerpo.

Los yoguis prefieren el lavado o baño con agua fresca (no fría). Se lavan con fuerza todo el cuerpo, con las manos o con un paño, y luego, se frotan con las manos, *practicando la respiración profunda yogui mientras se lavan y se frotan*. Los yoguis se limpian justo después de haberse despertado, y después practican un ejercicio moderado (como hemos explicado). No se sumergen en el agua cuando la temperatura externa es muy fría, sino que se aplican el agua con ayuda de un paño y, después, se frotan con las manos. Una maravillosa reacción sigue a la aplicación de agua fresca (aplicada como hemos descrito); tras haberlo lavado y vestido, el cuerpo experimenta enseguida una magnética sensación de bienestar. El resultado de esta manera yogui de limpiarse, si se practica durante un tiempo, es que el sujeto se volverá enérgico y robusto; apenas conocerá qué significa un resfriado, y su carne se volverá fuerte, firme y compacta. Quien la practique se convertirá en un árbol robusto y fuerte, capaz de soportar cualquier tiempo y estación.

Justo ahora, queremos prevenir a nuestros lectores que no se laven con agua demasiado fría al principio; no lo hagáis, especialmente si sois de vitalidad irregular. Al principio, lavaos con el agua a una temperatura agradable, e id bajando gradualmente su temperatura. Pronto daréis con la temperatura —fresca— que más placentera os resulte. Manteneos en ese punto, pero no os castiguéis: este lavado fresco y matutino debería ser una fuente de placer, no un castigo ni una penitencia. Cuando le hayáis «cogido el gusto», ya no pensaréis en volver atrás. Os sentiréis bien durante todo el día. Sentiréis un poco de fresco cuando os paséis el paño mojado sobre el cuerpo; pero, en pocos segundos, le seguirán una reacción más que agradable y una sensación de calor. En caso de que, en lugar de lavaros, toméis un baño con agua fresca en la bañera, no permanezcáis en la bañera más de un minuto, y frotaos con fuerza con las manos durante todo el tiempo que estéis en el agua.

Si practicáis esta forma matutina de lavarse, no necesitaréis muchos baños *calientes*, aunque «empaparos» de vez en cuando tampoco os vendrá mal, pues os hará sentir mejor. Frotaos bien y poneos la ropa cuando tengáis la piel seca (en el caso de los baños calientes).

Las personas que se pasan el día caminando o de pie verán que bañarse los pies por la noche justo antes de irse a descansar resulta de lo más relajante y conduce a una buena noche de sueño.

No olvidéis este capítulo tan pronto como lo hayáis leído; probad lo que en él defendemos y veréis lo bien que os sentiréis. Si lo ponéis en práctica durante un tiempo, ya no querréis volver atrás.

El aseo matinal yogui

Lo que vamos a ver a continuación os dará algunas ideas con respecto a la manera de obtener el mayor beneficio del lavado matutino. Proporciona mucho vigor y mucha fuerza, y hará que sintáis los efectos beneficiosos durante todo el día.

Comienza con un pequeño ejercicio que hace que la sangre circule y que el Prana sea distribuido por todo el cuerpo tras la noche de descanso; también prepara el cuerpo al máximo para que se bañe o se lave con agua fresca.

EJERCICIO PRELIMINAR

1. Poneos de pie en una postura militar: cabeza erguida, vista al frente, hombros retrasados y las manos a sendos lados.

2. Alzaos lentamente sobre la punta de los pies, inspirando profunda y lentamente.

3. Mantened la respiración durante unos segundos sin cambiar de posición.

4. Volved a adoptar la postura inicial mientras exhaláis el aire lentamente por la nariz.

5. Practicad la Respiración Purificadora.

6. Repetidlo varias veces; modificad el ejercicio haciéndolo solo con la pierna derecha, y luego, solo con la izquierda

Luego, bañaos o lavaos como hemos descrito en líneas anteriores. Si preferís lavaros, llenad la palangana de agua fresca (no demasiado fresca, sino que se encuentre a la temperatura agradable y estimulante que provoque la reacción de la que antes hemos hablado). Coged un paño o una toalla áspera y empapadla en agua, y luego, escurrid la mitad del agua que tenga. Frotaos todo el cuerpo con fuerza: comenzad por el pecho y los hombros; luego, la espalda; después, el abdomen; y por último, los muslos, la parte inferior de las piernas y los pies. Empapad y escurrid la toalla varias veces, para que todo el cuerpo sea frotado con agua fresca. Mientras os laváis, parad unos segundos varias veces y respirad larga y profundamente un par de ellas. No os apresuréis; hacedlo con calma. Las primeras veces, la fresca temperatura del agua puede que os «encoja» un poco; pero pronto os acostumbraréis y aprenderéis a *quererlo*. No cometáis el error de comenzar con agua demasiado fresca : bajad su temperatura poco a poco. Si preferís bañaros, llenad la mitad de la bañera de agua a una temperatura adecuada y arrodillaos en ella mientras os frotáis; después, sumergid todo el cuerpo bajo el agua durante un momento, y luego, salid de ella.

Preferáis el lavado o el baño, debéis frotaros todo el cuerpo con las manos varias veces. Existe algo en las manos humanas que ni una toalla ni un paño pueden remplazar. Comprobadlo vosotros mismos. Dejad que la superficie de vuestra piel esté un poco húmeda e, inmediatamente, poneos la ropa interior. Os sorprenderá la peculiar sensación de bienestar que os invadirá : en vez de sentir que el agua os da frío, experimentaréis una peculiar sensación de calor en todas las partes del cuerpo que están cubiertas por la ropa, partes cuya piel aún está algo húmeda. Os lavéis u os bañéis, realizad el siguiente ejercicio después de haberos puesto la ropa interior.

EJERCICIO FINAL

1. Poneos de pie y estirad los brazos hacia el frente, a la altura de los hombros, con los puños apretados y juntos. Desplazad los puños hacia atrás hasta que los brazos se encuentren, estirados, a sendos lados del cuerpo (e incluso un poco más hacia atrás, si ese incremento no os supone ningún esfuerzo); este movimiento estira la parte superior del pecho. Repetidlo varias veces y, luego, descansad un poco.

2. Volved a la posición final del paso 1, es decir : brazos estirados a los lados a la altura de los hombros. A continuación, describid

círculos con los puños, primero en el sentido de las agujas del reloj, y luego, en sentido inverso; por último, girad los puños alternativamente (como las aspas de un molino). Repetidlo varias veces.

3. Mientras seguís de pie, levantad las manos por encima de la cabeza; estas deben estar abiertas, y los pulgares deben tocarse. Después, sin doblar las rodillas, intentad tocar el suelo con la punta de los dedos; si no podéis hacerlo, llegad hasta donde podáis. Volved a la posición inicial.

4. Levantad los talones (apoyándoos sobre el pulpejo o sobre la punta de los pies) y volved a apoyarlos en el suelo: estaréis realizando una especie de pequeños saltos. Repetidlo varias veces.

5. Separad los pies aproximadamente medio metro. A continuación, colocaos lentamente en cuclillas, y mantened esta posición durante un momento; luego, volved a la posición inicial. Repetidlo varias veces.

6. Repetid el ejercicio 1 varias veces.

7. Terminad con la Respiración Purificadora

Este ejercicio no es tan complicado como puede parecer al leerlo por primera vez. En realidad, se trata de la combinación de cinco ejercicios que son muy fáciles de realizar. Estudiadlo y practicadlo antes de bañaros hasta que dominéis cada paso a la perfección. Con el tiempo, irá sobre ruedas y lo realizaréis en unos pocos minutos. Si lo hacéis justo después de haberos bañado o lavado, os dará mucha energía, pondrá todo vuestro cuerpo en funcionamiento y os hará volver a nacer. El lavado de la parte superior del cuerpo por la mañana da fuerza y vitalidad durante todo el día, mientras que el lavado de su parte inferior (pies incluidos) por la noche refresca y relaja a uno para el sueño nocturno.

Capítulo 27
La energía solar

Por supuesto, nuestros estudiantes están más o menos familiarizados con los principios astronómicos fundamentales; es decir, son conscientes de que en esa infinitesimal porción del Universo de la que tenemos conocimiento gracias al sentido de la vista, incluso observada a través de los telescopios más poderosos, existen millones de estrellas fijas, que son soles iguales en tamaño o, en algunos casos, varias veces más grandes que el sol que gobierna nuestro propio sistema planetario. Cada sol es un centro de energía para su respectivo sistema planetario. Nuestro sol es el mayor irradiador de energía de nuestro sistema, el cual se compone de varios planetas conocidos por la ciencia y otros tantos que aún no conocen los astrónomos; nuestro propio planeta, la Tierra, tan solo es uno más de una gran familia.

Nuestro sol, como los demás soles, está siempre despidiendo energía al espacio, la cual vitaliza los planetas que lo rodean y hace que la vida sea posible en ellos. Sin los rayos del sol, la vida en la Tierra sería imposible, ni siquiera existirían las formas de vida más simples que se conozcan. Nuestra vitalidad y nuestra fuerza dependen del sol. Esta fuerza vital o energía es lo que los yoguis llaman Prana. El Prana se encuentra por doquier; existen determinados centros que están constantemente absorbiendo y volviendo a enviar esta energía, para mantener, por así decirlo, una corriente perpetua. La electricidad lo es todo, pero se necesitan dinamos y centros semejantes para reunirla y enviarla al exterior de forma concentrada. Entre el sol y sus varios planetas se mantiene una corriente continua de Prana.

En general, se afirma —la ciencia moderna no lo discute— que el sol es una masa en ebullición, una especie de horno abrasador, y que la luz y el calor que recibimos son emanaciones de este gran horno. Pero los filósofos yoguis siempre han sostenido algo diferente: ellos enseñan que, aunque la constitución del sol, o mejor dicho, las condiciones reinantes en él sean tan diferentes de las que reinan aquí que a la mente humana le costaría mucho formar una concepción inteligente de aquellas condiciones, el sol no es literalmente una masa de materia en combustión, como lo sería un trozo de carbón ardiendo, ni tampoco es una bola de hierro fundido. Ninguna de estas concepciones es aceptada por los maestros yoguis. Sostienen que el sol está compuesto en gran medida de determinadas sustancias muy parecidas a la que se conoce como radio. No afirman que el sol se componga de radio, sino que sostienen desde hace varios siglos que está compuesto de numerosas sustancias —o formas de materia— que tienen propiedades similares a las observadas en esa sustancia que el mundo Occidental está considerando tanto ahora y cuyos descubridores le dieron el nombre de radio. No estamos intentando describir o explicar el radio; simplemente, estamos diciendo que parece poseer ciertas cualidades y propiedades que —como los yoguis enseñan— también poseen en mayor o menor medida las numerosas sustancias que constituyen la «materia solar». Es muy probable que se puedan encontrar en la Tierra algunas de las otras sustancias solares, parecidas al radio y algo diferentes al mismo tiempo.

Esta materia solar no se encuentra fundida ni en un estado de combustión, en el sentido general de esta última palabra. Está constantemente atrayendo la corriente de Prana de los planetas, procesándola mediante maravillosos mecanismos naturales y devolviéndola a estos. Como nuestros estudiantes saben, el aire es la fuente principal de la que extraemos el Prana, pero el propio aire lo recibe del sol. Hemos explicado que la comida está llena de Prana, el cual extraemos y utilizamos, pero las plantas lo reciben del sol. El sol es el gran almacén de Prana de este sistema solar, y es una potente dinamo que no deja de transmitir sus vibraciones hasta los límites del sistema, dando vitalidad y haciendo posible la vida (nos referimos a la vida física, por supuesto).

Este libro no es lugar para intentar describir en profundidad los magníficos detalles del trabajo que desempeña el sol, que son conocidos por los mejores profesores yoguis; tratamos brevemente esta cuestión para que nuestros estudiantes conozcan el sol por lo que es y para que se dén cuenta de lo que significa para todas las criaturas vivientes. El objetivo de este capítulo es plasmar en vuestra mente la idea de que los rayos solares están llenos de vibraciones de energía y de vida, las cuales utilizamos en todo momento de nuestra vida, aunque muy probablemente no las utilicemos tanto como podríamos hacerlo. Parece que las personas modernas y civilizadas tienen miedo del sol : oscurecen sus habitaciones, se cubren completamente con densas ropas para mantener alejados sus rayos… huyen de él. Ahora bien, recordad que cuando hablamos de los rayos solares, no estamos hablando del calor. El calor se produce debido a la acción de los rayos solares sobre la atmósfera de la Tierra ; fuera de esta, en las regiones interplanetarias, un intenso frío prevalece, pues no existe resistencia alguna a los rayos solares. De esta forma, cuando decimos que aprovechéis los rayos solares, no queremos decir que os expongáis al calor del sol de pleno verano.

Pero debéis acabar con la práctica de huir de la luz solar. Debéis permitir que el sol entre en vuestras habitaciones. No tenéis que tener tanto miedo de vuestras alfombras o alfombrillas. No dejéis vuestras habitaciones siempre cerradas : no querréis que se parezcan a un sótano en el que nunca brilla el sol. Abrid las ventanas por la mañana temprano y dejad que los rayos del sol, directos o reflejados, penetren en la habitación, así veréis cómo una atmósfera de salud, energía y fuerza se instala gradualmente en vuestro hogar, remplazando la antigua atmósfera de enfermedad, debilidad y falta de vida.

Poneos al sol de vez en cuando durante un rato ; no rehuyáis el lado soleado de la calle, excepto cuando haga mucho calor o a mediodía. Tomad el sol de vez en cuando. Levantaos unos pocos minutos antes y tomad el sol de pie, sentados o tumbados, dejando que refresque todo vuestro cuerpo. Si podéis hacerlo en el lugar donde os encontréis, quitaos la ropa y dejad que los rayos solares alcancen vuestro cuerpo sin la interferencia de las prendas de vestir. Si nunca lo habéis probado, apenas creeréis las ventajas que supone tomar el sol, ni lo fuertes que os sentiréis tras haberlo hecho. No despachéis esta cuestión sin siquiera deteneros a reflexionar. Experimentad un poco con los rayos del sol y aprovechad los beneficios derivados de las vibraciones directas de vuestro cuerpo.

Si vuestro cuerpo tiene alguna debilidad especial, os aliviará dejar que los rayos solares alcancen la parte afectada en cuestión o la superficie del cuerpo que la recubre.

Los rayos solares matutinos son de lejos los más beneficiosos; hemos de felicitar a los que madrugan y aprovechan estos frescos rayos solares. A las cinco horas de haber salido el sol, los efectos vitales de sus rayos disminuyen, y desaparecen a medida que el día toca a su fin. Os daréis cuenta de que los parterres que reciben la luz del sol matutino se desarrollan mucho mejor que los que solo reciben los rayos de la tarde. Todos los amantes de las flores lo saben; son conscientes de que la luz solar es tan necesaria para la salud de las plantas como lo es el agua, el aire y la buena tierra. Estudiad un poco las plantas. Rodeaos de naturaleza y leed vuestras lecciones en ese lugar. El sol y el aire son tónicos excelentes: ¿por qué no os alimentáis de ellos con mayor libertad?

En capítulos anteriores de este libro hemos hablado del poder que tiene la mente de extraer para el sistema una cantidad adicional de Prana del aire, de la comida, del agua, etc. Y esto también se aplica al Prana o fuerza vital contenida en los rayos solares: podéis incrementar los beneficios manteniendo la actitud mental correcta. Caminad en el sol de la mañana; levantad la cabeza, retrasad los hombros y respirad unas pocas veces el aire cargado de Prana de los rayos solares; dejad que el sol brille sobre vosotros y formad la imagen mental que sugieren las palabras mientras repetís el siguiente mantra (o uno parecido): «Estoy bañándome en la hermosa luz solar de la Naturaleza y estoy extrayendo de ella vida, salud, fuerza y vitalidad. Me está haciendo fuerte y me está llenado de energía. Siento el flujo de Prana; siento cómo circula a través de todo mi sistema, desde la cabeza a los pies, cómo revitaliza todo mi cuerpo. Amo la luz del sol, y me beneficio completamente de ella».

Practicadlo cuanto tengáis la oportunidad, y poco a poco comenzaréis a daros cuenta del beneficio que habéis desaprovechado todos estos años a fuerza de huir del sol. No os expongáis negligentemente al sol de pleno verano en los días calurosos, sobre todo a mediodía. Pero, tanto en verano como en invierno, los rayos matutinos no os harán daño.

Aprended a querer la luz del sol y todo lo que conlleva.

Capítulo 28
El aire fresco

En este capítulo tratamos una cuestión muy común : no lo ignoréis. Si sentís ganas de saltaros estas líneas, seréis precisamente quienes más necesitan leerlas, a quienes más destinadas están. Los que han estudiado el presente tema y han descubierto la necesidad y los beneficios del aire fresco no ignorarán este capítulo, aunque quizás ya conozcan su contenido ; estos lectores releerán con gusto las buenas noticias que contiene. Y si no os gusta esta cuestión y queréis pasar a otra cosa, es que verdaderamente os hace falta leerlo. En capítulos anteriores de este libro hemos explicado la importancia de la respiración, tanto desde el punto de vista esotérico como exotérico. Este capítulo no tiene la intención de retomar la cuestión de la respiración, sino simplemente de predicar la necesidad del aire fresco y de su abundancia, un sermón totalmente necesario para los Occidentales que viven en habitaciones cerradas y viviendas herméticas, una costumbre tan en boga en esos países. Hemos hablado sobre la importancia de respirar correctamente, pero esta lección no os aportará nada si no respiráis el aire fresco.

Encerrarse en una habitación hermética sin la ventilación adecuada es la idea más estúpida que exista, y seguir actuando de esta manera cuando ya se conocen las funciones y la actividad de los pulmones supera todo entendimiento humano. Analicemos rápidamente esta cuestión con sentido común y sencillez.

Recordaréis que los pulmones expulsan constantemente los desechos del sistema, que la respiración actúa como un barrendero en el cuerpo al transportar los desechos y los materiales desgastados por todas las partes del sistema. Los materiales eliminados por los pulmones son casi tan nocivos como los que se eliminan por la piel, los riñones e incluso los intestinos. De hecho, si el sistema no dispone de suficiente agua, la Naturaleza da a los pulmones parte del trabajo de los riñones, para que aquellos se deshagan de los desperdicios tóxicos del cuerpo. Y si los intestinos no eliminan la cantidad normal de desperdicio, la mayor parte del contenido del colón atraviesa el sistema en busca de una salida y va a parar a los pulmones, los cuales lo expulsan mediante la respiración. Pensad en ello un momento: si os encerráis herméticamente en una habitación, estaréis expulsando a la atmósfera reinante en esa habitación más de treinta litros de dióxido de carbono y de otros gases tóxicos cada hora. Al cabo de ocho horas, habréis expulsado más de doscientos cuarenta litros. Si dos personas duermen en la misma habitación, entonces habría que multiplicar esta cantidad por dos. A medida que el aire se contamina y su calidad se degrada con cada nueva respiración, vuestro sistema sigue recibiendo esa toxina. Cuando se cierran las ventanas de una habitación por la noche, no es extraño percibir el desagradable olor al entrar en ella por la mañana. Tampoco es de extrañar que os sintáis alterados, confusos, agresivos y, de manera general, «gruñones» después de haber pasado una noche en semejante situación de cuarentena.

¿Alguna vez habéis pensado en por qué dormimos? Es para permitir que la Naturaleza recupere las pérdidas acaecidas durante la jornada: no seguimos consumiendo su energía para trabajar, la dejamos reparar y reconstruir el sistema para que todo funcione bien al día siguiente. Y para que pueda cumplir su trabajo correctamente, necesita disponer al menos de unas condiciones normales. Espera recibir un aire que contenga la proporción adecuada de oxígeno, que haya estado expuesto a la luz del día anterior y que esté, por tanto, bien cargado de Prana. Pero, en su lugar, vosotros tan solo le dais una cantidad limitada de aire, medio contaminado por los desechos de vuestro propio cuerpo. No es de extrañar que a veces la Naturaleza lleve a cabo un trabajo superficial.

Toda habitación que esté llena del fétido olor típico de las habitaciones mal ventiladas no será un buen lugar para dormir mientras no se ventile y llene de aire fresco. El aire de una habitación debe ser, en la medida de lo posible, tan puro como el aire del exterior. No tengáis miedo de resfriaros. Recordad que el método moderno más seguido para el tratamiento de la tuberculosis pulmonar exige que los pacientes respiren aire fresco; no importa que por la noche haga frío. Tapaos con mantas, y no os preocuparéis más del frío una vez que estéis acostumbrados a él. ¡Regresad a la Naturaleza! No olvidéis que el aire fresco no significa dormir en medio de una corriente de aire.

Y lo que es válido para los dormitorios también lo es para los salones, las oficinas, etc. Por supuesto, en invierno podemos hacer que no entre en la vivienda demasiado aire del exterior, pues la temperatura bajaría rápidamente. Podemos recurrir a una solución intermedia posible incluso en los climas más fríos: abrid las ventanas de vez en cuando y dejad que el aire circule; por la noche, no olvidéis que las lámparas y las velas consumen una buena parte del oxígeno, así que ventilad un poco cada cierto tiempo. Informaos un poco sobre la ventilación y vuestra salud mejorará notablemente. E incluso si no os preocupa estudiar la cuestión en profundidad, al menos pensad un poco en lo que acabamos de decir y dejad que vuestro sentido común se encargue del resto.

Salid un poco todos los días y sentid cómo el aire fresco os acaricia. Está lleno de vida y de propiedades saludables. Lo sabéis y siempre lo habéis sabido, pero a pesar de ello, os quedáis encerrados dentro de vuestra vivienda, contraviniendo completamente las intenciones de la Naturaleza. No es de extrañar que os sintáis mal: no se infringen las leyes de la Naturaleza sin sufrir sus consecuencias. No tengáis miedo del aire; la Naturaleza quiso que lo utilizáramos, está adaptado a nuestra naturaleza y a nuestras necesidades; no lo rehuyáis, aprended a *quererlo*. Pensad mientras os paseáis y disfrutáis del aire fresco: « Soy un hijo de la Naturaleza. Ella me aporta este aire puro para que lo utilice, con el fin de que me vuelva fuerte y sano, y que siga siéndolo. Respiro la salud, la fuerza y la energía. Disfruto de la sensación que me produce el aire cuando me acaricia con su soplido, y siento sus beneficios. Soy el hijo de la Naturaleza y aprovecho sus ofrendas ». Aprended a *apreciar* el aire y seréis felices.

Capítulo 29
El sueño, ese dulce recuperador de la Naturaleza

De todas las funciones naturales que las personas deben entender, parece que el sueño es una tan simple que no se debería necesitar ningún consejo ni instrucción al respecto. El niño no necesita de una sofisticada argumentación acerca de la importancia y de la necesidad del sueño: él, simplemente, *duerme*. Y el adulto haría lo mismo si viviese adecuándose en mayor grado a las intenciones de la Naturaleza. No obstante, se ha rodeado de medios tan artificiales que ya apenas le resulta posible vivir naturalmente. Ahora bien, puede recorrer una gran distancia para regresar a la Naturaleza sin tener en cuenta esos nocivos medios que lo rodean.

De todas las prácticas estúpidas que el ser humano ha adquirido al alejarse de la Naturaleza, las que más se deben deplorar son sus costumbres relativas al sueño. Desperdicia en placeres y distracciones sociales las horas que la Naturaleza le ha dado para que aproveche al máximo su sueño, y duerme cuando la Naturaleza le ofrece las mejores oportunidades para que absorba vitalidad y fuerza. El mejor sueño es el que comienza entre el anochecer y la medianoche y finaliza en las primeras horas que siguen al amanecer, cuando podemos trabajar al aire libre y beneficiarnos de la vitalidad. No respetamos este periodo de descanso, y luego nos extrañamos de que nos debilitemos a una edad mediana o incluso antes.

La Naturaleza efectúa gran parte de sus trabajos de reparación durante el sueño, por eso es muy importante darle la oportunidad de hacerlo. No vamos a intentar establecer una serie de reglas del sueño, ya que cada uno tiene necesidades diferentes; este capítulo debe considerarse como un simple consejo. De manera natural, en general son necesarias alrededor de ocho horas de sueño.

Dormid siempre en una habitación bien ventilada; las razones ya las hemos visto en el capítulo acerca del aire fresco. Tapaos con las sábanas y mantas suficientes para estar cómodos, pero no os aplastéis bajo una tonelada de ellas, como es costumbre en muchas familias ; es sobre todo una cuestión de costumbre, de manera que os sorprenderéis al comprobar las pocas sábanas o mantas que realmente necesitaréis en comparación con el número al que estabais acostumbrados. Nunca durmáis con la ropa que os habéis puesto ese día : no es ni sano ni higiénico. No coloquéis demasiados cojines o almohadas para apoyar la cabeza, pues una pequeña es más que suficiente. Cuando estéis bajo las mantas, relajad todos los músculos del cuerpo y extraed la tensión de todos los nervios ; aprended a « holgazanear » en la cama, a sentir esa especie de « pereza ». Cuando estéis acostados, practicad para no pensar en lo que ha tenido lugar durante la jornada ; haced de ello una regla absoluta y aprenderéis rápidamente a dormir como lo hace el niño sano. Contemplad al niño dormido y lo que hace una vez que está acostado ; intentad seguir su ejemplo tanto como os sea posible. Convertíos en un niño cuando os vayáis a la cama e intentad revivir los sentimientos de vuestra infancia : dormiréis cual bebé. Este consejo merece ser impreso en una página para él solo, pues si se siguiese, la raza dispondría de individuos altamente mejorados.

Quien posee una idea de la naturaleza verdadera del ser humano, así como del lugar que ocupa en el universo, tendrá mayor tendencia a volver a ese sueño de niño que el hombre o la mujer corriente. Se siente perfectamente en su lugar del universo, posee esa calmada seguridad y confianza en los poderes reinantes para, al igual que el niño, poder relajar su cuerpo y liberar la tensión de su mente, cayendo poco a poco en un placentero sueño.

Nosotros no daremos instrucciones específicas para que quienes sufran de insomnio vuelvan a encontrar el sueño. Creemos que si esas personas siguen los métodos para adoptar una vida racional y natural que hemos explicado en este libro, dormirán de manera natural sin la ayuda de ningún consejo particular. Pero puede ser útil dar uno o dos consejos al respecto para quienes estén « en camino ». Mojaos las piernas y los pies en agua fresca antes de iros a la cama, para inducir así un estado de somnolencia. Concentrar la mente en los pies ayuda mucho, ya que mejora la circulación en las extremidades inferiores del cuerpo y alivia el cerebro. Jamás *intentéis* dormir; es lo peor que se puede hacer cuando realmente se tienen ganas de dormir, pues produce justo el efecto contrario. El mejor método consiste en adoptar la actitud mental de que no debéis preocuparos por dormiros inmediatamente, de que estáis totalmente relajados y podéis «holgazanear» cuanto queráis, satisfechos por la situación. Imaginad que sois un niño agotado que descansa medio adormilado, ni del todo dormido ni del todo despierto; intentad pensar en esa imagen. No penséis en la noche que está a punto de llegar, ni en si dormiréis o no cuando haya llegado; vivid ese momento y disfrutad de vuestra «pereza».

Los ejercicios que dimos en el capítulo de la Relajación os enseñarán a relajaros cuando queráis, y quienes sufren de insomnio se darán cuenta de que pueden adquirir unos hábitos totalmente nuevos.

Sabemos, no obstante, que no podemos esperar que todos nuestros estudiantes duerman como los bebés y que se levanten temprano como el agricultor. Nos gustaría que ello fuera posible, pero somos conscientes de lo que la vida moderna exige a cada uno, sobre todo en las grandes ciudades. Todo lo que podemos pedir a nuestros alumnos al respecto es que lleven una vida tan próxima a la Naturaleza como sea posible. Evitad en la medida de lo posible los placeres de la noche y las horas tardías, e intentad acostaros y levantaros temprano en cuanto tengáis la oportunidad. Por supuesto, sabemos que esto interferirá en lo que os han enseñado a llamar «placer»; pero os pedimos que de vez en cuando os alejéis un poco de esos supuestos «placeres». Tarde o temprano, la raza adquirirá nuevamente maneras más simples de vivir, y las horas de esparcimiento nocturno serán vistas como nosotros vemos ahora el uso de narcóticos, alcohol, etc. Pero, mientras tanto, todo lo que podemos decir es que hagáis lo mejor por vosotros.

Si disponéis de algo de tiempo libre al mediodía, o en cualquier otro momento, veréis que media hora de relajación o incluso una pequeña «cabezada» obrará maravillas: os revitalizará y os permitirá realizar mejor vuestro trabajo cuando lo retoméis. Muchos de los empresarios y profesionales más brillantes conocen este secreto, y suele ocurrir que cuando se dice que están «muy ocupados durante media hora», en realidad están tumbados, relajándose, respirando profundamente y dando a la Naturaleza tiempo para que se recupere. Descansar un poco durante la jornada laboral nos vuelve el doble de eficaces de lo que seríamos sin habernos tomado un descanso o echado una siesta. Pensad un poco en todo esto, gentes de Occidente, y quizás podáis ser más «vigorosos» si alternáis esa vigorosidad vuestra con una relajación y un descanso de vez en cuando. Un poco de «Que fluya» es un buen punto de apoyo y ayuda a soportar lo más difícil.

Capítulo 30
La regeneración

En este capítulo queremos que os concentréis brevemente en una cuestión de vital importancia para la raza; pero parece que la raza no está dispuesta a considerarla con seriedad. Debido al actual estado de la opinión pública en lo que respecta a esta cuestión, no es posible escribir sobre ella con tanta franqueza como desearíamos o como realmente habría que tratarla: existe una tendencia a considerar «impuros» todos los escritos que tratan este aspecto, aunque el único objetivo del escritor sea contrarrestar la impureza y las prácticas inadecuadas que el público consiente. No obstante, algunos escritores valientes han conseguido transmitir al público un conocimiento razonable de la cuestión de la regeneración, de manera que la mayoría de nuestros lectores entenderá fácilmente lo que queremos decir.

Nosotros no resumiremos el importante aspecto del uso de la regeneración a propósito de la relación entre los dos sexos, pues esta cuestión es tan importante que necesita de una obra entera y, además, nuestro trabajo no es lugar para hablar de ello en profundidad. Diremos, no obstante, algunas palabras al respecto.

Los yoguis consideran completamente faltos de naturalidad los excesos practicados por la mayoría de los hombres, excesos a los que se ven obligadas sus esposas. Creen que los principios del sexo son demasiado sagrados como para que se abuse de ellos, y sienten que, en sus relaciones, a veces el ser humano se sitúa por debajo del nivel de la brutalidad. Salvo una o dos excepciones, los animales inferiores mantienen relaciones sexuales solo con el propósito de perpetuar su especie; apenas conocen los excesos sexuales ni el desperdicio que el ser humano consiente en este sentido. A medida que ha progresado en la escala vital, el ser humano ha otorgado al sexo nuevas funciones. Entre ambos sexos existe un intercambio de ciertos principios elevados que no tiene lugar en los brutos o en las formas humanas de vida más materiales; dicho intercambio está reservado para el hombre y la mujer de mentalidad y espiritualidad desarrolladas. Las relaciones adecuadas entre hombre y mujer tienden a elevar, fortalecer y ennoblecer, no a degradar, debilitar y ultrajar a los implicados, como ocurre cuando la susodicha relación se basa en la mera sensualidad. Esta es la razón por la que hay tanta falta de armonía y discordia cuando un miembro de la pareja alcanza un plano de pensamiento superior y el otro miembro es incapaz de seguir sus pasos. En lo sucesivo, sus relaciones mutuas se encuentran en planos diferentes, cada miembro es incapaz de encontrar en el otro lo que pueda desear.

Esto es todo lo que queríamos decir acerca de esta parte concreta de la cuestión. Existen varios libros excelentes sobre este tema, que nuestros estudiantes pueden encontrar si preguntan en bibliotecas que dispongan de obras sobre el pensamiento avanzado. Durante el resto de este corto capítulo, nos limitaremos a hablar de la importancia de preservar la salud y la fuerza sexuales.

Aunque llevan una vida en la que las relaciones actuales entre ambos sexos no tienen una gran importancia, los yoguis reconocen y aprecian la importancia de mantener sano el aparato reproductor, así como sus efectos en la salud general del individuo. Si estos órganos se encuentran débiles, el sistema físico al completo experimenta el acto reflejo y sufre a consecuencia de ello. La Respiración Completa, que describimos en otro capítulo de este libro, establece un ritmo —el plan de la Naturaleza— para mantener esta importante parte del sistema en una condición normal; desde el primer momento, se sentirá que las funciones reproductoras se habrán fortalecido y revitalizado gracias al acto reflejo, tonificando así el sistema al completo. Con esto no queremos decir que se deba dar rienda suelta a las pasiones animales: nada más lejos de la realidad. Los yoguis son partidarios de la castidad y la continencia, así como de la pureza tanto en las relaciones matrimoniales como fuera de ellas. Han aprendido a dominar las pasiones animales, a mantenerlas bajo el control de los principios más elevados de la mente y la voluntad. Ahora bien, el control sexual no significa debilidad sexual;

los yoguis enseñan que el hombre y la mujer cuyos respectivos aparatos reproductores son normales y sanos poseerán una mayor voluntad con la que controlarse a sí mismos. Los yoguis piensan que gran parte de la perversión de esta magnífica parte del sistema proviene de la falta de una salud normal; no procede de una condición normal del sistema reproductor, sino más bien de una condición mórbida.

También saben que la energía sexual puede ser conservada y usada para el desarrollo mental y físico del individuo, en vez de que se disipe en excesos nada naturales, como es hábito en tantas gentes ignorantes.

En líneas siguientes explicaremos uno de los ejercicios favoritos de los yoguis para producir este resultado. Independientemente de que el estudiante desee seguir o no los planteamientos yoguis de vida sana, verá que la Respiración Completa hará por la restauración de la salud de esta parte del sistema más que cualquier otro remedio jamás probado. Recordad que nos referimos a la salud normal, no a un desarrollo indebido. El sensualista pensará que «normal» significa una reducción del deseo en lugar de su incremento; el individuo débil pensará que significa el fortalecimiento que le permita poner fin a la debilidad que lo ha deprimido hasta entonces. No queremos que se nos malinterprete. El ideal del yogui es un cuerpo fuerte en todas sus partes, un cuerpo que esté bajo el control de una voluntad desarrollada, imperiosa y movida por principios elevados.

Los yoguis poseen un gran conocimiento en lo que respecta al uso y al abuso de los principios de la reproducción. Algunos consejos de esta enseñanza esotérica han trascendido; hay escritores Occidentales que los han recogido y utilizado, beneficiando así a muchos de sus lectores. En este libro no hablaremos en profundidad de la teoría en la que se sustenta, sino que haremos que os concentréis en un método con el que podréis transformar la energía reproductora en vitalidad para todo el sistema, en lugar de disiparla y desperdiciarla en satisfacciones lascivas. La energía reproductora es una energía creadora que el sistema puede tomar y convertir en fuerza y vitalidad con el objetivo de llevar a cabo la regeneración en lugar de la generación. Si los jóvenes Occidentales comprendiesen sus principios subyacentes, se ahorrarían muchas miserias y tristezas en sus años venideros, y serían más fuertes a nivel mental, moral y físico.

Esta transformación de la energía reproductora proporciona una gran vitalidad a quienes la practican; los llena de una gran fuerza vital, que irradiará de ellos y hará que se los conozca como personas «magnéticas». La energía así transformada puede integrarse en nuevos canales, y podemos obtener una gran ventaja al utilizarla. La Naturaleza ha concentrado una de sus más poderosas manifestaciones de Prana en la energía reproductora, pues su propósito consiste en crear. La mayor parte de la fuerza vital se encuentra concentrada en el espacio más pequeño. El aparato reproductor es la batería más poderosa de la vida animal, cuya fuerza se puede extraer y utilizar, tanto para las funciones normales de reproducción… como para malgastarla en los excesos lujuriosos.

El ejercicio yogui para transformar esta energía es sencillo; está relacionado con la respiración rítmica y se puede practicar en cualquier momento, aunque se recomienda especialmente para cuando uno sienta el instinto en su mayor grado, momento en el que la energía reproductora se manifiesta y se puede transformar con facilidad para fines regenerativos. Lo describiremos en el siguiente párrafo. El hombre o la mujer que realiza un trabajo mental creativo, o un trabajo físico creativo, podrá utilizar esta energía creadora en su labor si practica el siguiente ejercicio, que consiste en extraer la energía con cada inspiración y enviarla con cada exhalación. El estudiante comprenderá, evidentemente, que no son los fluidos reproductores los que se extraen y utilizan, sino la etérea energía pránica que los motiva, el alma del aparato reproductor, por así decirlo.

Ejercicio Regenerativo

Mantened la mente concentrada en la idea de energía, lejos de los pensamientos sexuales corrientes y las figuraciones; si este tipo de pensamientos llegan a aparecer, no os desaniméis, pues debéis considerarlos como las manifestaciones de una fuerza que tenéis intención de utilizar a fin de fortalecer vuestro cuerpo y vuestra mente. Tumbaos tranquilamente o sentaos erguidos, y concentraos en la idea de extraer la energía reproductora hacia el plexo solar, donde será transformada y almacenada, constituyendo así una reserva de energía vital. Luego, realizad una respiración rítmica mientras formáis la imagen mental de la extracción de la energía reproductora con cada inhalación. Con cada una, ordenad por medio de la Voluntad que la energía sea llevada desde el aparato reproductor hasta el plexo solar. Si el ritmo se establece como es debido y la imagen mental es clara, seréis conscientes de la ascensión de la energía y sentiréis su efecto estimulante. Si queréis que vuestra fuerza mental aumente, en lugar de dirigirla hacia el plexo solar, dirigid la energía hacia el cerebro mediante la correspondiente orden mental y conservando la imagen de dicha transmisión. En esta modificación del ejercicio, solo parte de la energía necesitada para el trabajo mental que se está realizando penetra en el cerebro; la energía restante permanece almacenada en el plexo solar. Es común dejar que la cabeza se incline hacia adelante de manera natural y suave durante este ejercicio.

La Regeneración supone un inmenso campo de estudio e investigación, y algún día se descubrirá que sería conveniente publicar un pequeño manual acerca de esta cuestión para los pocos que estén listos y busquen el conocimiento a partir de los motivos más puros, no para los que se basen en el deseo de encontrar algo que justifique sus figuraciones e inclinaciones libidinosas.

Capítulo 31
La actitud mental

Quienes ya se han familiarizado con las enseñanzas yoguis a propósito de la Mente Instintiva y del control que esta ejerce sobre el cuerpo físico, así como en lo que respecta al efecto de la Voluntad en la Mente Instintiva, verán con facilidad que la actitud mental del individuo tiene una gran relación con su salud. Las actitudes mentales positivas y animadas se reflejan en el buen funcionamiento del cuerpo físico, mientras que los estados mentales deprimidos, la tristeza, la preocupación, el miedo, el odio, los celos y la ira afectan al cuerpo y producen la falta física de armonía y, en ocasiones, las enfermedades.

Todos estamos familiarizados con el hecho de que las buenas noticias y los ambientes positivos estimulan el apetito normal, mientras que las malas noticias, los ambientes negativos, etc., provocan la pérdida de apetito. La simple mención de nuestro plato favorito nos hace la boca agua, y el recuerdo de una experiencia o visión desagradable puede provocarnos náuseas.

Nuestras actitudes o estados mentales se reflejan en nuestra Mente Instintiva y, como este principio mental posee control directo sobre el cuerpo físico, se puede comprender fácilmente cómo el estado mental toma forma mediante las acciones físicas de aquel.

Los pensamientos depresivos afectan a la circulación, la cual afecta a su vez a todas las partes del organismo al privarlas del alimento que necesitan. Los pensamientos carentes de armonía destruyen el apetito; como la sangre se empobrece, el resultado último es que el cuerpo no recibe la cantidad adecuada de alimento. Por su parte, los pensamientos optimistas y animados estimulan la digestión, aumentan el apetito, contribuyen a la correcta circulación y actúan como un tónico para todo el sistema.

Muchas personas creen que esta idea de la influencia de la mente en el cuerpo no es más que una infundada teoría ocultista, propia de quienes se interesan por la cuestión de la terapia mental; no obstante, uno solo tiene que consultar los artículos científicos para darse cuenta de que esta teoría está basada en hechos bien demostrados.

En varias ocasiones se han llevado a cabo experimentos cuya intención era demostrar que el estado mental, o pensamiento, afecta sobremanera al cuerpo; muchos sujetos enfermaron y otros tantos sanaron mediante la simple autosugestión o la sugestión externa, las cuales son, en efecto, poderosos estados o actitudes mentales.

La saliva se convierte en veneno bajo la influencia de la ira; la leche materna se vuelve venenosa para el bebé si su madre manifiesta una ira o un miedo excesivo; el jugo gástrico deja de ser producido libremente si el individuo se deprime o tiene miedo... Podríamos dar miles de ejemplos como estos.

¿Dudáis de que las enfermedades puedan ser provocadas en primera instancia por los pensamientos negativos? Entonces leed los siguientes testimonios de algunas autoridades en el mundo Occidental:

«En ciertos lugares de África, cualquier ira o tristeza severa provocará casi con total certeza la aparición de fiebre» (Sir Samuel Baker, *British and Foreign Medico Chirurgical Review*).

«La diabetes provocada por una conmoción mental es una realidad, un tipo de enfermedad física de origen mental» (Sir B. W. Richardson, *Discourses*).

«Tengo razones para creer que, en muchos casos, el cáncer tiene su origen en un estado de ansiedad prolongado» (Sir George Pages, *Lectures*).

«Me he sorprendido al ver con qué frecuencia pacientes con cáncer primario de hígado atribuyen la causa de dicha enfermedad a una ansiedad o tristeza prolongada. Estos casos han sido muchísimos como para que se los considere una simple coincidencia» (Murchison).

«Es probable que la inmensa mayoría de los casos de cáncer, sobre todo los de mama y de útero, estén provocados por la ansiedad mental» (Dr. Snow, *The Lancet*).

El Dr. Wilks habla de casos en los que la ictericia tiene su origen en las condiciones mentales. El Dr. Churton, en el *British Medical Journal*, habla de un caso en el que la ictericia está causada por la ansiedad. El Dr. Makenzie habla de varios casos en los que una anemia perniciosa tiene su origen en una conmoción mental. Hunter afirma que «desde hace tiempo se sabe que una interesante causa de la angina de pecho es la excitación emocional».

«La tensión mental excesiva provocará erupciones en la piel. En todos estos casos, así como en el cáncer, la epilepsia y las manías causadas por problemas mentales, existe una predisposición. Es sorprendente lo poco que se ha estudiado la cuestión de la influencia mental en las enfermedades físicas» (Richardson).

«Mis experimentos han demostrado que los estados depresivos, irascibles y malévolos generan en el organismo compuestos nocivos, algunos de los cuales son extremadamente tóxicos; también han demostrado, por otra parte, que los estados positivos y agradables producen compuestos químicos de valor nutritivo que hacen que las células aumenten su producción de energía» (Elmer Gates).

El Dr. Hack Tuke, en sus conocidos trabajos sobre las enfermedades mentales, etc., escritos mucho antes de que el interés por la «curación mental» se manifestara en el mundo Occidental, habla de numerosos casos en los que las enfermedades son causadas por el miedo, como la demencia, la insensatez, la parálisis, la ictericia, la alopecia y el encanecimiento prematuros, la caries, problemas uterinos, la erisipela, los eczemas y el impétigo.

Cuando una serie de enfermedades contagiosas aparecen en una comunidad, está bien documentado el hecho de que el miedo incrementa el número de casos y, además, provoca muchas muertes en casos en los que los pacientes tan solo se encuentran levemente afectados. Este hecho se puede comprender fácilmente si se considera que las enfermedades contagiosas poseen una mayor tendencia a atacar a quienes están faltos de vitalidad, la cual puede ser mermada por el miedo y las emociones afines.

Se han escrito varios buenos libros acerca de este tema, de manera que no hay razón para que nos extendamos aún más en esta parte de la cuestión general. Pero antes de pasar a otra cosa, debemos grabar en la mente de nuestros estudiantes la verdad contenida en la declaración varias veces repetida «el pensamiento toma forma mediante la acción»: las condiciones mentales se manifiestan por medio de las acciones físicas.

En su conjunto, la Filosofía del Bienestar tiende a establecer una actitud mental tranquila, en paz, fuerte y de gran valentía, la cual, por supuesto, se refleja en las acciones físicas del cuerpo. Para estos individuos, la calma y la ausencia de miedo en la mente es algo totalmente habitual, y no necesitan de ningún esfuerzo especial para alcanzarlas. Pero para quienes todavía no han conseguido esa calma mental, pueden progresar mucho manteniendo el *pensamiento* de la actitud mental adecuada, así como mediante la repetición de una serie de mantras concebidos para producir la correspondiente imagen mental. Proponemos la repetición frecuente de las palabras «ANIMADO», «AGRADABLE» y «ALEGRE» y la visualización del significado de estas. Intentad manifestar estas palabras mediante vuestras acciones físicas: os beneficiaréis sobremanera tanto a nivel mental como físico, y vuestra mente estará preparada para recibir verdades espirituales más elevadas.

Capítulo 32
El Espíritu nos guía

Aunque la intención de este libro es tratar únicamente el cuidado del cuerpo físico, dejando las ramas más espirituales de la Filosofía del Bienestar para otros escritos, el principio rector de sus enseñanzas, que los yoguis tienen muy presente incluso en los actos más simples de su vida, se encuentra, no obstante, tan presente en las ramas inferiores de dicha filosofía que, para hacer justicia tanto a sus enseñanzas como a nuestros estudiantes, no podemos poner fin a esta obra sin decir al menos algunas palabras acerca de este principio rector, subyacente.

La Filosofía del Bienestar, como nuestros estudiantes saben perfectamente, sostiene que el ser humano está creciendo y desarrollándose con lentitud, desde las formas y manifestaciones más inferiores hasta expresiones cada vez más elevadas del Espíritu. El Espíritu se encuentra en todo ser humano, aunque con frecuencia se encuentre tan confinado en la vaina de su naturaleza inferior que apenas sea perceptible. Lo mismo ocurre con las formas inferiores de vida, que buscan constantemente formas superiores de expresión. La vida física de los minerales, de las plantas, de los animales inferiores y de los seres humanos se encuentra en constante avance, vida que consta de una vaina material que no es sino un instrumento para desarrollar al máximo los principios más elevados. Pero, aunque el uso del cuerpo material, el cual no es más que un conjunto de vestimentas que ponerse, llevar y descartar, sea solo temporal, el propósito del Espíritu siempre es, no obstante, proporcionar y mantener este instrumento en una condición tan perfecta como posible sea. Otorga el mejor cuerpo posible y muestra el camino hacia la forma adecuada de vivir; pero si, por causas que no serán mencionadas aquí, lo que otorga al alma es un cuerpo imperfecto, los principios superiores seguirán esforzándose por adaptarse y acomodarse a él, y harán todo lo que esté en sus manos.

El instinto de autoconservación, ese impulso que se encuentra detrás de toda vida, es una manifestación del Espíritu. Está presente en las expresiones más rudimentarias de la Mente Instintiva, y evoluciona, atraviesa varios estados hasta alcanzar las manifestaciones más elevadas de este principio mental. También se manifiesta a través del Intelecto, haciendo que el ser humano utilice su poder de razonamiento a fin de conservar su fortaleza física y su vida. Por desgracia, el Intelecto no permanece dentro de los límites de su propio trabajo, pues tan pronto como comienza a ser consciente de sí mismo, empieza a entrometerse en las tareas de la Mente Instintiva y, al ignorar el instinto de esta última, impone al cuerpo todo tipo de maneras artificiales de vivir, como si intentase alejarse de la Naturaleza lo máximo posible. Es como un niño liberado del control paterno: se aleja en la dirección contraria al ejemplo y a los consejos de sus padres tanto como puede, solo para demostrar que es independiente. Pero el niño será consciente del disparate que ha cometido, y volverá sobre sus pasos; el Intelecto hará lo mismo.

El ser humano está empezando a ver que existe algo en su interior que se ocupa de las necesidades de su cuerpo, algo que conoce sus funciones mucho mejor que aquel, pues el ser humano, aunque disponga de todo su Intelecto, es incapaz de imitar las proezas de la Mente Instintiva que trabaja en el cuerpo de la planta, en el del animal y en el suyo. Está aprendiendo a confiar en este principio mental como si fuese un amigo, y a dejar que se ocupe él mismo de sus tareas. En las actuales formas de vivir que el ser humano, en su evolución, ha querido adoptar, de las que antes o después regresará para volver a adoptar los principios primigenios, es imposible llevar una vida completamente natural, y esta es la causa de que la existencia física no sea, en mayor o menor medida, una existencia normal. Pero el instinto natural de autoconservación y adaptación es enorme; se las arregla para desenvolverse bastante bien, a pesar de su considerable minusvalía, y lleva a cabo su trabajo mucho mejor de lo que cabría esperar teniendo en cuenta las absurdas e insensatas maneras de vivir y costumbres del ser humano civilizado.

No se ha de olvidar, no obstante, que a medida que el ser humano progresa en la escala y la Mente Espiritual comienza a desarrollarse, este adquiere algo similar al instinto —lo llamamos Intuición— que le guía para volver a la Naturaleza. Podemos ver la influencia de esta naciente conciencia en los notables movimientos que defienden la vuelta a una forma de vivir natural y sencilla, los cuales están creciendo con rapidez en estos últimos años. Estamos comenzando a despreciar las absurdas maneras, convenciones y modas que germinaron en nuestra sociedad, las cuales, si no nos deshacemos de ellas, acabarán con la civilización, aplastada bajo su peso.

El hombre y la mujer en quienes la Mente Espiritual está creciendo no encontrarán su lugar en medio de la vida y las costumbres artificiales; sentirán un fuerte deseo de regresar a formas de vivir, de pensar y de actuar más naturales y simples, y su impaciencia crecerá ante la restricción y las cubiertas artificiales bajo las que el ser humano ha decidido vivir durante siglos. Ambos sentirán el instinto de volver al hogar: «Tras largo tiempo, por fin volvemos a casa». El Intelecto responderá y, al ver los disparates que ha cometido, se esforzará por «dejar fluir» y regresar a la Naturaleza, haciendo su trabajo como mejor sabe al permitir que la Mente Instintiva se ocupe del suyo propio, sin entrometerse en él.

La teoría y la práctica de la Filosofía del Bienestar se basan en esta idea de regresar a la Naturaleza, en la creencia de que la Mente Instintiva del ser humano posee lo necesario para mantener la salud en condiciones normales. De acuerdo con esto, quienes siguen estas enseñanzas aprenden primero a «dejar fluir», y luego, a llevar una vida tan próxima a las condiciones naturales como sea posible en esta era de artificialidad. Este libro ha sido escrito para indicar los métodos y caminos naturales, a fin de que podamos retomarlos. No hemos enseñado una doctrina nueva: tan solo os pedimos a gritos que regreséis con nosotros al camino correcto del que nos extraviamos.

No somos ajenos al hecho de que para el hombre y la mujer de Occidente es mucho más difícil adoptar formas naturales de vivir, cuando todo lo que los rodea los empuja en el sentido opuesto; no obstante, cualquiera puede hacer cada día algo bueno por sí mismo y por la raza, en nuestra dirección, y se sorprenderá al ver cómo los hábitos antiguos se desprenden uno por uno de su persona.

En este capítulo final queremos que retengáis que una persona puede ser guiada por el Espíritu, tanto en la vida física como en la mental; que se puede confiar en el Espíritu para que nos guíe por el camino correcto, tanto en las cuestiones diarias como en las cuestiones más complicadas de la vida. Si uno confía en el espíritu, verá cómo sus apetitos se esfuman, cómo sus gustos anómalos desaparecen; encontrará la felicidad y el placer en una forma de vivir más sencilla que hará que la vida parezca algo totalmente diferente.

Uno no debería intentar separar la vida física de la creencia en las directrices espirituales, pues el Espíritu siempre prevalece y se manifiesta tanto en lo físico (o más bien, mediante lo físico) como en los estados mentales más elevados. Podemos comer y beber con el Espíritu, al igual que podemos pensar con él. No procede decir que «esto es espiritual y esto no lo es», ya que todo es espiritual, en su máxima expresión.

Por último, quien desee sacar el máximo provecho de su vida física, poseer un instrumento para la expresión de su Espíritu tan perfecto como sea posible, que viva su vida confiando plenamente en la parte espiritual de su naturaleza; que sea consciente de que el Espíritu que mora en su interior es una chispa de la Llama Divina, una gota del Océano del Espíritu, un rayo del Sol Supremo; que sea consciente de que él o ella es un ser eterno que siempre crece, se desarrolla y evoluciona, un ser que siempre avanza hacia el gran objetivo, cuya naturaleza exacta es incapaz de comprender debido a su estado actual, a su imperfecta visión mental. El impulso siempre es hacia adelante y hacia arriba. Todos formamos parte de esa gran Vida que se manifiesta en una infinitud de infinitudes de formas y estados. Todos formamos parte de Ella. Si llegamos a tener tan solo una pequeña idea de lo que esto significa, nos abriremos a tal flujo de Vida y vitalidad que nuestro cuerpo será renovado casi por completo y se manifestará perfectamente. Todos debemos tener presente la idea de un Cuerpo Perfecto, y esforzarnos —podemos hacerlo— por vivir de tal manera que nos desarrollemos en el interior de su forma física.

Hemos intentado describir las leyes que gobiernan el cuerpo físico, para que os adaptéis a ellas todo lo que podáis; para que no os interpongáis, en la medida de lo posible, en el flujo de esa gran vida y esa energía que están ansiosas por fluir a través de nosotros. Regresemos a la Naturaleza, mis queridos estudiantes, y dejemos que esta gran vida fluya libre por nosotros : así encontraremos el lugar que nos corresponde. Dejemos de intentar hacer todo nosotros mismos ; tan solo DEJEMOS que las cosas hagan su trabajo por nosotros. Lo único que piden es confianza y que no opongamos resistencia : démosles una oportunidad.

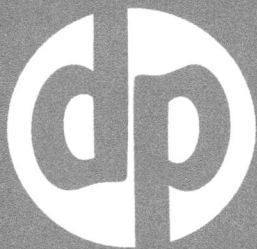

Discovery Publisher is a multimedia publisher whose mission is to inspire and support personal transformation, spiritual growth and awakening. We strive with every title to preserve the essential wisdom of the author, spiritual teacher, thinker, healer, and visionary artist.